图解 百姓天天养生丛书

健康顺时生活

王洪磊／编著

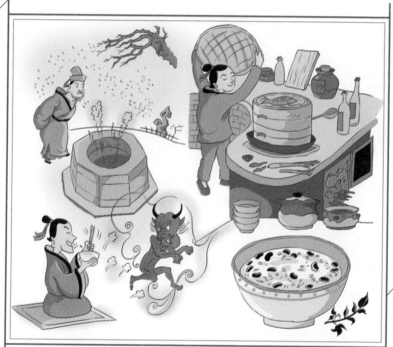

冬至 小寒 大寒篇

养生专家
精校细勘
＋
阴阳平衡百病消
512幅手绘精解
＋
海量丰富资料，通俗易懂
速查全图解

天津出版传媒集团

天津科学技术出版社

图书在版编目（CIP）数据

健康顺时生活. 冬至小寒大寒篇 / 王洪磊编著. --
天津：天津科学技术出版社, 2021.5
（图解百姓天天养生丛书）
ISBN 978-7-5576-8965-0

Ⅰ.①健… Ⅱ.①王… Ⅲ.①二十四节气—关系—养
生（中医）Ⅳ.①R212

中国版本图书馆 CIP 数据核字（2021）第064038号

健康顺时生活. 冬至小寒大寒篇
JIANKANG SHUNSHI SHENGHUO DONGZHI XIAOHAN DAHAN PIAN

策划编辑：刘丽燕　张　萍
责任编辑：孟祥刚
责任印制：兰　毅

出　　版：天津出版传媒集团
　　　　　天津科学技术出版

地　　址：天津市西康路35号
邮　　编：300051
电　　话：（022）23332490
网　　址：www.tjkjcbs.com.cn
发　　行：新华书店经销
印　　刷：三河市兴国印务有限公司

开本　787×1092　1/16　印张　15.5　字数 200 000
2021年5月第1版第1次印刷
定价：38.00 元

揭秘二十四节气养生

可喜可贺！2016年11月30日，中国的二十四节气被联合国教科文组织列入人类非物质文化遗产名录，被称为中国的"第五大发明"。二十四节气，蕴含着中国人的伟大智慧，具有很强的文化价值。

"春雨惊春清谷天，夏满芒夏暑相连。秋处露秋寒霜降，冬雪雪冬小大寒。"这是我国古代劳动人民在长期的生产和生活实践中总结出来的二十四节气歌诀。生命如花，人的身体就像是一朵顺应自然而春生夏放、秋谢冬衰的花朵。面对自然衰老，人们无法抗拒。面对各种可能的侵袭，客观来说，也不是每一次、每个人都能幸运躲避的。但是，这并非说人不能有所作为。一个人如果能顺应自然，遵循自然变化的规律，做到起居有常，劳逸结合，使生命过程的节奏随着时间、空间和四时气候的改变而进行调整，就能使其达到健运脾胃，调养后天，延年益寿的目的。

基于此，本书汲取了传统中医名著《黄帝内经》的精髓，从独特新颖的视角指明了二十四节气养生的规律。《黄帝内经》成书于春秋战国时期，是影响中国社会数千年文明历史的医学典籍，倡导"夫四时阴阳者，万物之根本也，所以圣人春夏养阳，秋冬养阴，以从其根，故与万物沉浮于生长之门。逆其根，则伐其本，坏其真矣"。此乃古人对四时调摄之宗旨，告诫人们要顺应四时养生，遵循自然界循序渐进的变化过程，在由内到外的精心保养中，让体质得以增强，让疾病得以预防，让生命得以颐养。

本书从四季调养的角度出发，脉络清晰、内容翔实地解析各个季节的不同气候特点以及易发、多发疾病，从养、治的角度对各个季节特点进行养生总则说明，还涉及经络与穴位养生、中药养生、情志养生、运动养生等方方面面的内容，为你构建一个综合的保健体系。

最后说说我的由衷之言：

其一，本书汲取并融合了传统中医名著《黄帝内经》的精髓，从独特新颖的视角分解了二十四节气养生的规律。

其二，本书以简洁通俗的文字，生动有趣的漫画，将最实用的时令养生精髓跃然纸上，让大众养生学习变得轻松、自如、有趣起来。希望你在袅袅茶香里捧读此书时，它能便捷地激活生命的健康密码！定会让你有所获，有所得。

编者

2020年8月

第一章

冬至节气话养生

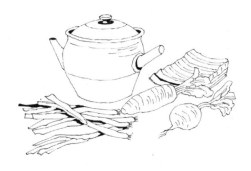

第二章

小寒节气话养生

图解百姓天天养生丛书

目录

5

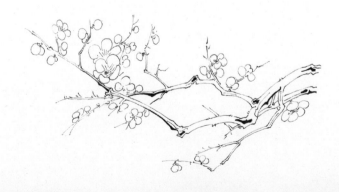

第三章

大寒节气话养生

第四章

附 录

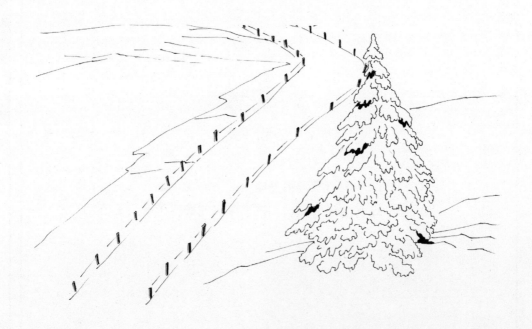

第一章

冬至节气话养生

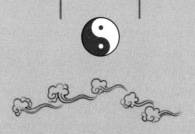

冬至节气思维导图

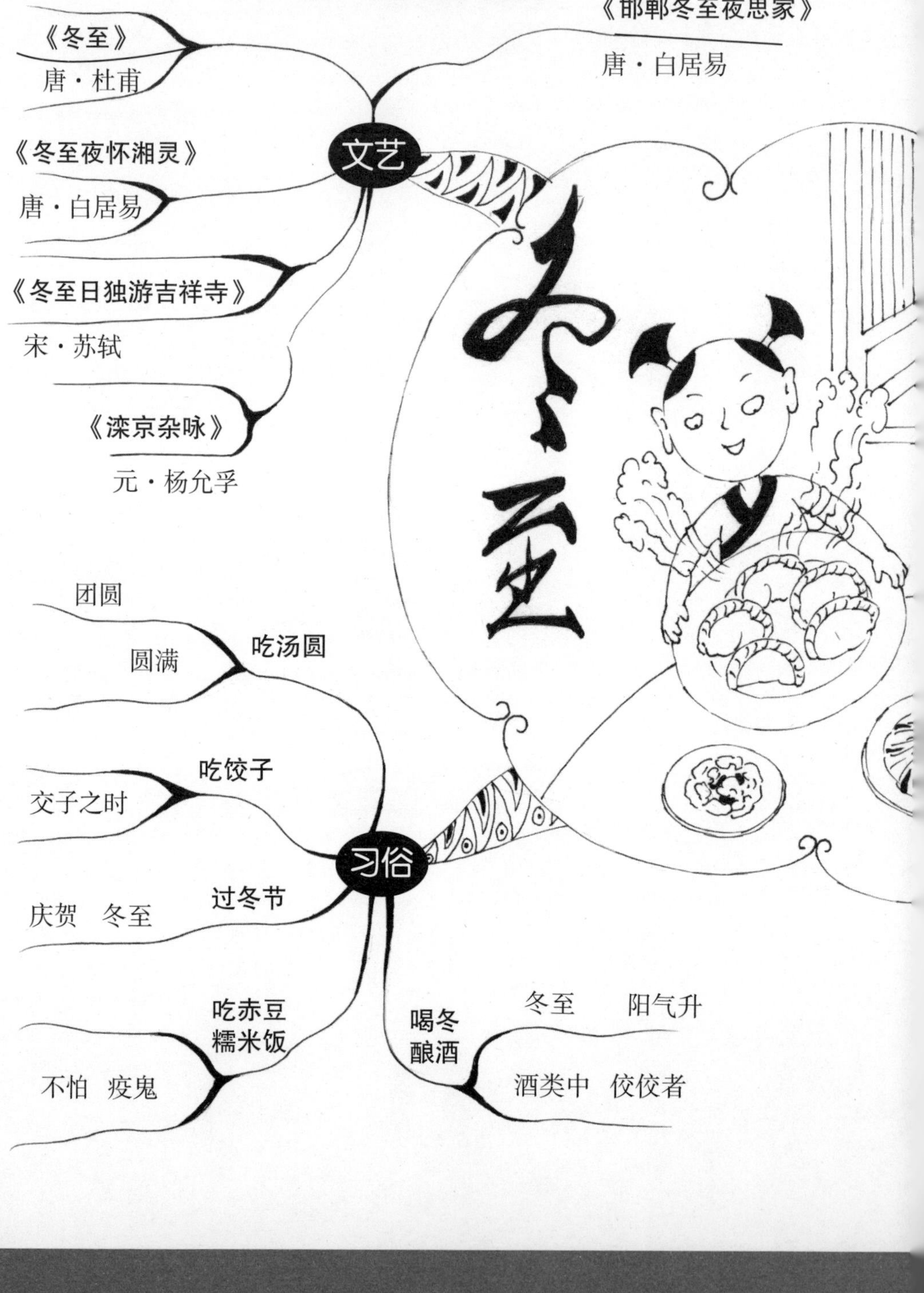

《冬至》
唐·杜甫

《邯郸冬至夜思家》
唐·白居易

《冬至夜怀湘灵》
唐·白居易

文艺

《冬至日独游吉祥寺》
宋·苏轼

《滦京杂咏》
元·杨允孚

团圆

圆满　　吃汤圆

吃饺子

交子之时

过冬节

庆贺　冬至

吃赤豆
糯米饭　　喝冬
　　　　酿酒

不怕　疫鬼

习俗

冬至　　阳气升

酒类中　佼佼者

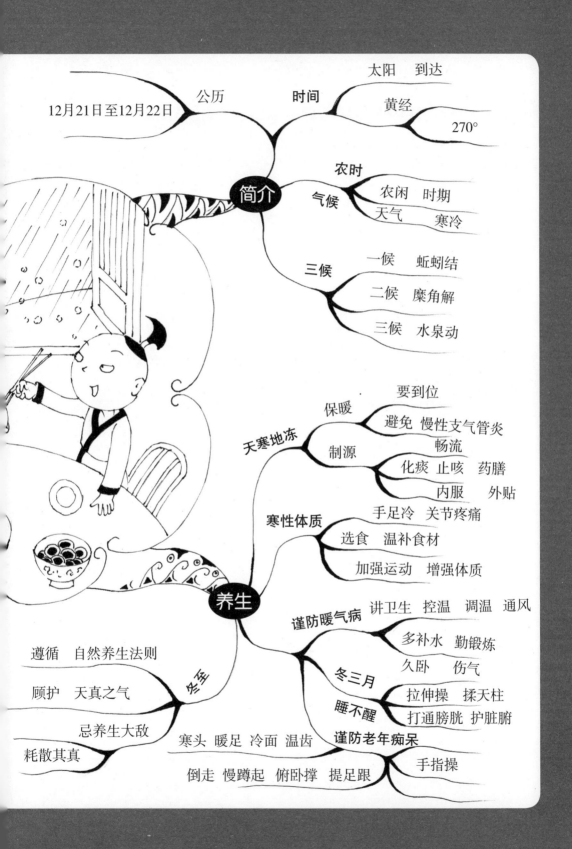

公历　12月21日至12月22日

时间
太阳　到达
黄经
270°

简介

农时
气候
农闲　时期
天气　寒冷

三候
一候　蚯蚓结
二候　糜角解
三候　水泉动

天寒地冻
保暖　要到位
制源
避免　慢性支气管炎
畅流
化痰　止咳　药膳
内服　外贴

寒性体质
手足冷　关节疼痛
选食　温补食材
加强运动　增强体质

养生

谨防暖气病　讲卫生　控温　调温　通风
多补水　勤锻炼

冬三月
久卧　伤气
拉伸操　揉天柱

睡不醒
打通膀胱　护脏腑

遵循　自然养生法则
顾护　天真之气
忌养生大敌
耗散其真

冬至

寒头　暖足　冷面　温齿
倒走　慢蹲起　俯卧撑　提足跟

谨防老年痴呆
手指操

冬至节气要知晓

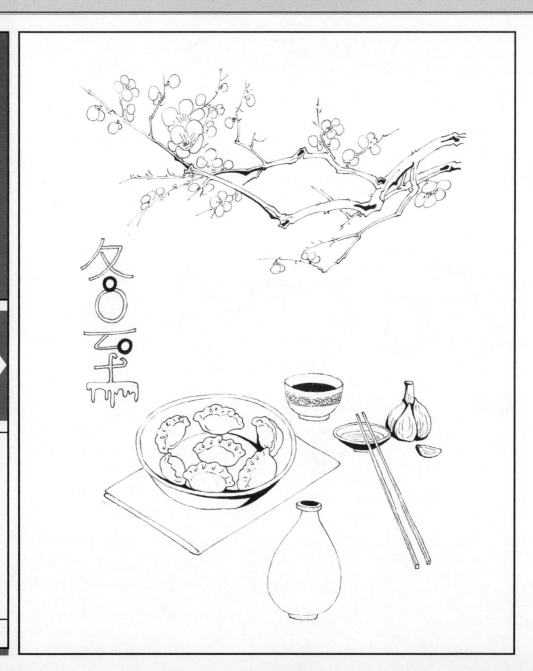

星象物候

冬至节气一般在公历12月21至22日。立冬之日，太阳位于黄经270°。这天晚七点，仰望星空，北斗七星的斗柄正指向北方，即0°处，古人称为子的方向。

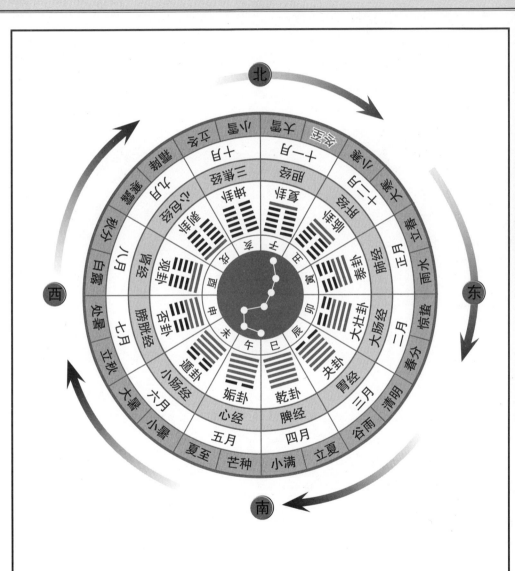

冬至日太阳直射南回归线，阳光对北半球最倾斜，北半球白天最短，黑夜最长，这天之后，太阳又逐渐北移。

冬至释义

冬，会意字。指最后，最终之意。冬，四时尽也。《说文》无冬无夏。

甲骨文

表示丝绳的终结，是"终"的本字。

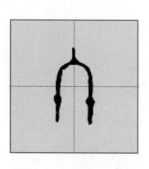

金文

将丝结简化为点；或另加义符日，表示一年时日的终结，当然是冬季了。

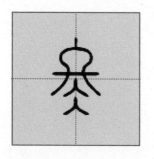

篆文

省去日另加义符，表示年末结冰的季节，以突出冬季。

至，指事字。从一，一犹地；从矢。指远处的箭落到眼前的地上之状，表示到来。本义：到来，到达。

形容事物的尽善尽美。犹言最好、最高、最大。至人无己。《庄子·逍遥游》至友、至爱、至亲、至戚。

甲骨文、金文和篆文

字的上部像一支箭，字的最末一横表示地面。整个字像一支箭从空中落到地上的形状。地面上插一支箭，表示到达的意思。

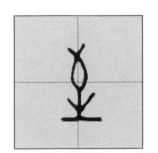

甲骨文

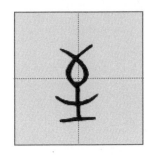

金文

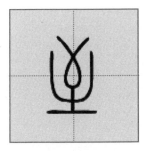

篆文

冬至属中气，为建子之月

冬至属于中气，必在十一月，也叫子月。"子"的意思是种子，表示这个月阳气开始萌生，会促使各类种子萌发出万物。

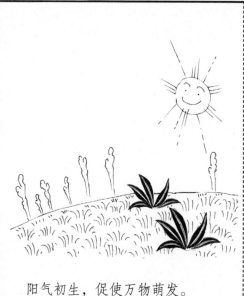

阳气初生，促使万物萌发。

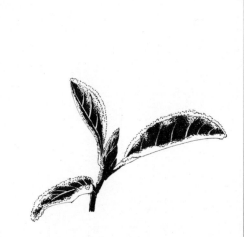

冬至一阳生，天地阳气回升。

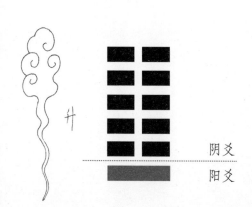

阴爻
阳爻

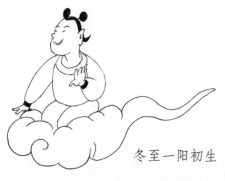

冬至一阳初生

十一月的消息卦为复卦。五个阴爻在上，一个阳爻在下。表示阴气鼎盛期已到，阳气开始上升了。俗话说，"冬至一阳初生"。和关于夏至的俗语"夏至一阴初生"一样，其中"初"字表明，阳气的上升仅是开始而已。

立冬三候

一候蚯蚓结，二候麋角解，三候水泉动。

一候蚯蚓结

传说蚯蚓是阴曲阳伸的生物，此时阳气虽已生长，但阴气仍然十分强盛，土中的蚯蚓仍然蜷缩着身体。

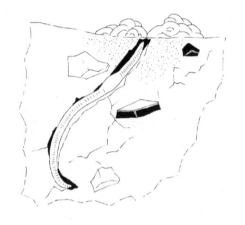

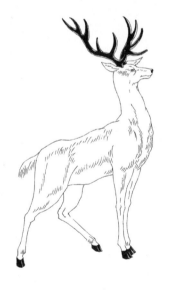

二候麋角解

古人认为麋的角朝后生，所以为阴，而冬至阳气初生，麋感阴气渐退而解角。

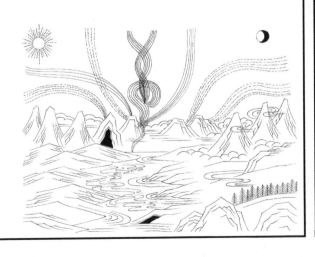

三候水泉动

由于阳气初生，所以此时山中的泉水可以流动并且温热。

邯郸冬至夜思家

唐·白居易

邯郸驿里逢冬至，抱膝灯前影伴身。

想得家中夜深坐，还应说着远行人。

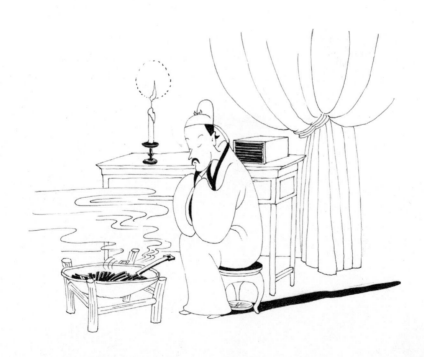

我居住在邯郸客店（客栈）的时候，正好是农历冬至。晚上，我抱着双膝坐在灯前，只有影子与我相伴。我相信，家中的亲人今天会相聚到深夜，还应该谈论着我这个离家在外的人。

冬至夜怀湘灵

唐·白居易

艳质无由见，寒衾不可亲。

何堪最长夜，俱作独眠人。

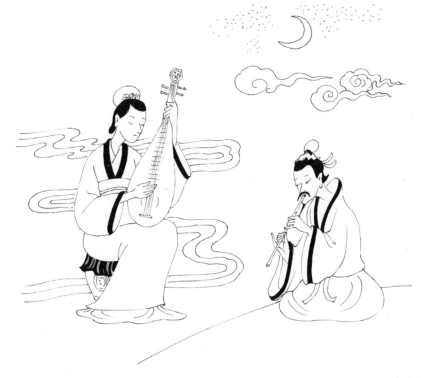

心中思念多年却没办法相见，棉被冰冷简直无法挨身。怎能忍受得了这一年中最长的寒夜，更何况你我都是孤独失眠的人。

冬至日独游吉祥寺

宋·苏轼

井底微阳回未回，萧萧寒雨湿枯荄。

何人更似苏夫子，不是花时肯独来。

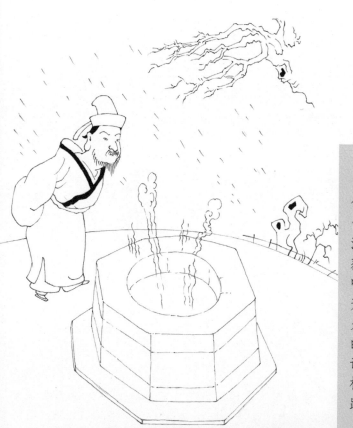

冬至是一年中阴极之日，诗人俯身观井，察看阳气是否回归。（井深入地下，是最先获得地暖气的所在吧）。此时正下着萧萧寒雨，湿润着久枯的草根。这样的寒冬雨天，还有谁像我苏东坡一样，花都没开独自跑到寺内赏春。

小至

唐·杜甫

天时人事日相催，冬至阳生春又来。

刺绣五纹添弱线，吹葭六琯动浮灰。

岸容待腊将舒柳，山意冲寒欲放梅。

云物不殊乡国异，教儿且覆掌中杯。

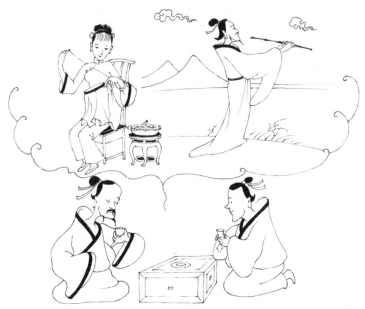

天时人事，每天变化得很快，转眼又到冬至了，过了冬至白日渐长，天气日渐回暖，春天即将回来了。刺绣女工因白昼变长而可多绣几根五彩丝线，吹管的六律已飞动了葭灰。堤岸好像等待腊月快点过去，好让柳树舒展枝条，抽出新芽，山也要冲破寒气，好让梅花开放。我虽然身处异乡，但这里的景物与故乡的没有什么不同，因此，让小儿斟上酒来，一饮而尽。

滦京杂咏

元·杨允孚

试数窗间九九图，余寒消尽暖回初。

梅花点遍无余白，看到今朝是杏株。

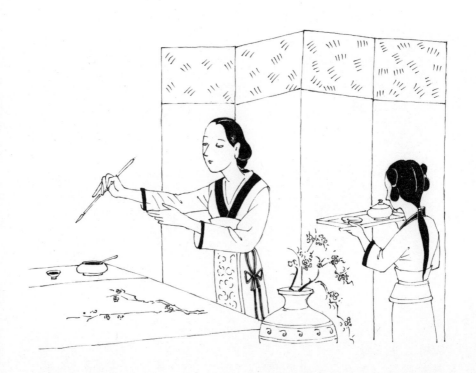

冬至后，贴梅花一枝于窗间，佳人晓妆，日以臙脂图一圈，八十一圈既足，变作杏花，即回暖矣。

天气

气温持续下降，进入数九寒冬

冬至前，北半球白昼渐短，气温持续下降，并开始进入数九寒天。而冬至以后，阳光直射位置渐向北移动，北半球的白天就逐渐长了。

日照时间短

民间有"冬至不过不冷"之说，天文学上也把"冬至"规定为北半球冬季的开始。冬至日是一年中白天时间最短的一天。过了冬至以后，太阳直射点逐渐向北移动，北半球白天逐渐变长，夜间逐渐变短。

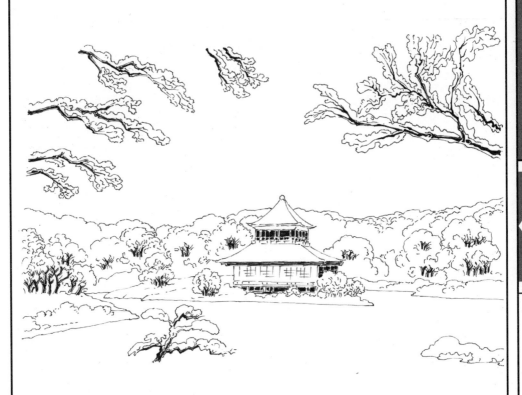

气温走低气候寒冷

从气候上看，冬至期间，西北高原平均气温普遍在0℃以下，南方地区也只有6~8℃。西南低海拔河谷地区，即使在当地最冷的1月上旬，平均气温仍然在10℃以上，真可谓秋去春平，全年无冬。

冬至时节，不同地区，不同景观

　　由于我国幅员辽阔，所以在同一个节气中，各地的气候也会有差异，从而导致不同的自然景观。

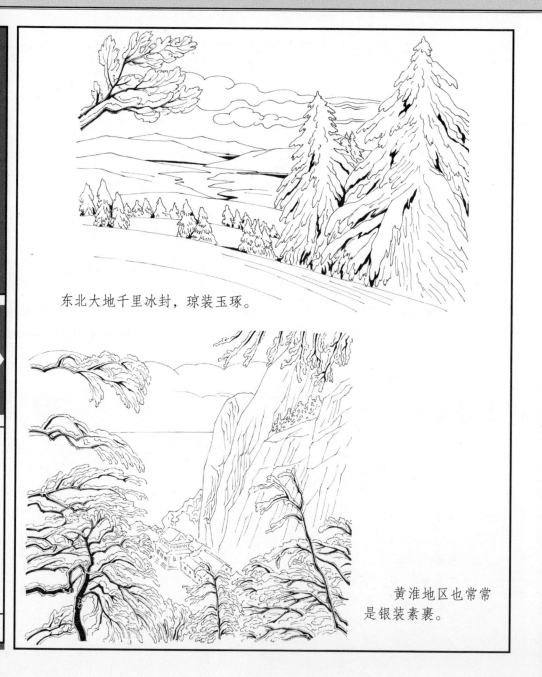

东北大地千里冰封，琼装玉琢。

黄淮地区也常常是银装素裹。

图解百姓天天养生丛书

健康顺时生活冬至小寒大寒篇

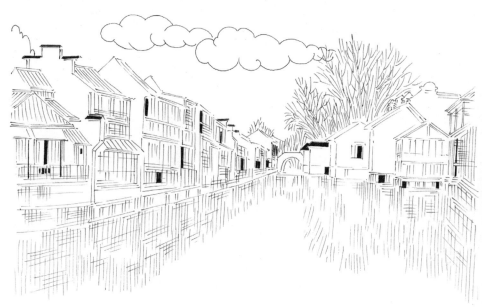

　　大江南北这时平均气温一般在5℃以上，冬作物仍继续生长，菜麦青青，一派生机，正是"水国过冬至，风光春已生"。

　　华南沿海的平均气温则在10℃以上，更是花香鸟语，满目春光。

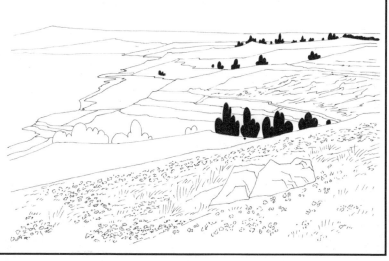

农事

数九寒冬，农田松土、施肥和防冻

冬至前后是兴修水利、大搞农田基本建设、积肥造肥的大好时机，同时要施好腊肥，做好防冻工作。

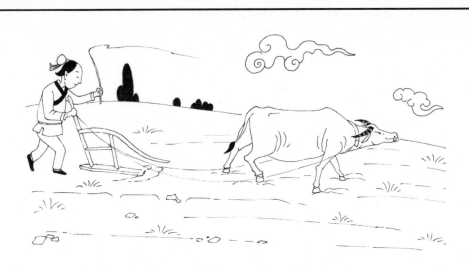

江南地区更应加强冬作物的管理，做好清沟排水，培土壅根，对尚未犁翻的冬壤板结要抓紧耕翻，以疏松土壤，增强蓄水保水能力，并消灭越冬害虫。

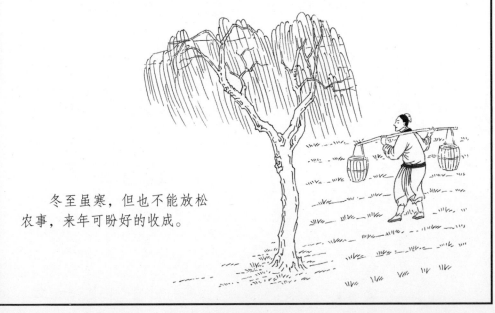

冬至虽寒，但也不能放松农事，来年可盼好的收成。

冬至主要风俗

南方吃汤圆

吃汤圆是冬至的传统习俗，在江南尤为盛行，是冬至必备的食品。"圆"意味着"团圆"，"圆满"，冬至吃汤圆又叫"冬至团"。民间有"吃了汤圆大一岁"之说。

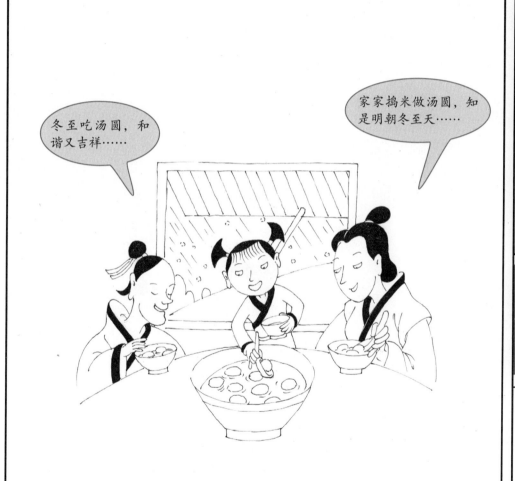

冬至是一年中最长的一夜，冬至那天，天还未亮，妇女们就起来生火煮汤圆，先敬天祭祖，再全家围坐吃汤圆。所以冬至吃汤圆，除了表示太阳（阳光）逐渐回来，也代表团圆的意思，现代人更喜欢把它当成圆满的象征。因此，冬至吃汤圆，古而有之。

北方吃饺子

在我国北方，每年农历冬至日，都有吃饺子的习俗。谚云："十月一，冬至到，家家户户吃水饺。"

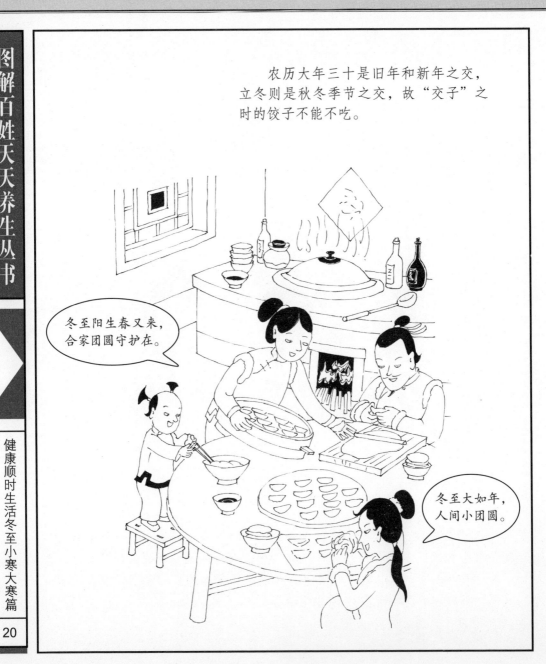

过冬节

　　冬至是我国一个传统节日，也叫冬节、长至节、贺冬节等。在我国古代对冬至很重视，冬至被当作一个较大的节日，曾有"冬至大如年"的说法，而且有庆贺冬至的习俗。

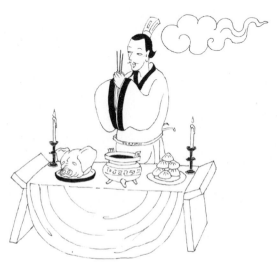

　　周公在《周礼》中规定了"以冬至日，致天神人鬼"和"至五方帝及日月星辰于郊坛"的祭祀仪式。民间也有利用冬至日至郊外祭祀天的活动。

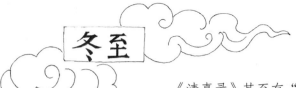

冬至

　　《清嘉录》甚至有"冬至大如年"之说。这表明古人对冬至十分重视。人们认为冬至是阴阳二气的自然转化，是上天赐予的福气。

　　自汉武帝采用夏历后，才正式将正月和冬至分开，冬至由此成为冬节，当时官府要举行祝贺仪式，称为贺冬。《后汉书》记载："冬至前后，君子安身静体，百官绝事，不听政，择吉辰而后省事。"

吃馄饨

相传汉朝时，北方匈奴经常骚扰边疆，百姓不得安宁。当时匈奴部落中有浑氏和屯氏两个首领，十分凶残。百姓对其恨之入骨，于是用肉馅包成角儿，取"浑"与"屯"之音，呼作"馄饨"。恨以食之，并求平息战乱，能过上太平日子。因最初制成馄饨是在冬至这一天，所以在冬至这天家家户户吃馄饨。

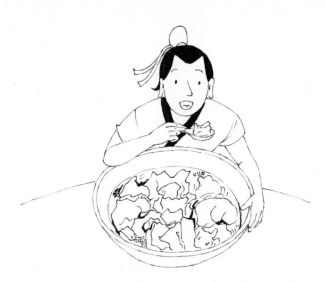

冬至之日，京师各大道观有盛大法会。道士唪经、上表，庆贺元始天尊诞辰。道教认为，元始天尊象征混沌未分，道气未显的第一大世纪。故民间有吃馄饨的习俗。

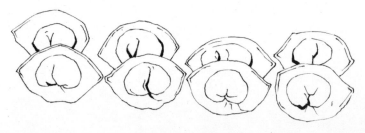

《燕京岁时记》云："夫馄饨之形有如鸡卵，颇似天地混沌之象，故于冬至日食之。"实际上"馄饨"与"混沌"谐音，故民间将吃馄饨引申为，打破混沌，开辟天地。

喝羊肉汤

据说冬至吃羊肉的习俗是从汉代开始的。相传，汉高祖刘邦在冬至这一天吃了樊哙煮的羊肉，觉得味道特别鲜美，赞不绝口。从此在民间形成了冬至吃羊肉的习俗。

人们纷纷在冬至这一天，吃羊肉以及各种滋补食品，以求来年有一个好兆头。现山东滕州一带，这天被称作伏九，节前会给长辈送诸如羊肉等礼品，伏九家家都要喝羊肉汤，对个人对长辈对家庭都为图个好兆头。

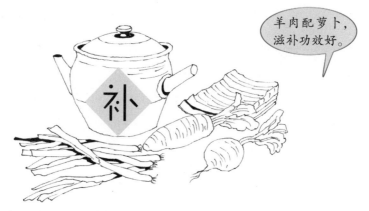

羊肉配萝卜，滋补功效好。

我国民谚有"立冬萝卜赛参汤，不劳医生开药方"之说，这个时节多吃萝卜，可以润肺止咳，对肺部健康颇有好处。尤其进入冬令的萝卜，脆嫩爽口，能促进胃液分泌，调理胃肠机能，对消化很有好处。

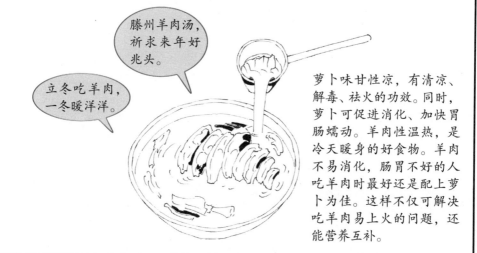

滕州羊肉汤，祈求来年好兆头。

立冬吃羊肉，一冬暖洋洋。

萝卜味甘性凉，有清凉、解毒、祛火的功效。同时，萝卜可促进消化、加快胃肠蠕动。羊肉性温热，是冷天暖身的好食物。羊肉不易消化，肠胃不好的人吃羊肉时最好还是配上萝卜为佳。这样不仅可解决吃羊肉易上火的问题，还能营养互补。

吃赤豆糯米饭

在江南水乡，有冬至之夜全家欢聚一堂共吃赤豆糯米饭的习俗。

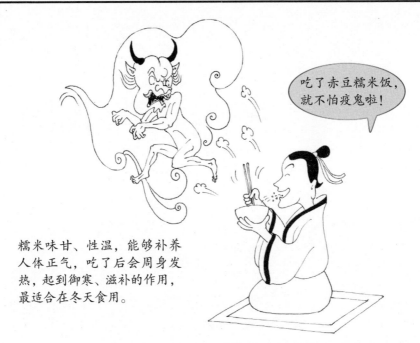

吃了赤豆糯米饭，就不怕疫鬼啦！

糯米味甘、性温，能够补养人体正气，吃了后会周身发热，起到御寒、滋补的作用，最适合在冬天食用。

相传，共工氏有不才子，作恶多端，死于冬至这一天，死后变成疫鬼，继续残害百姓。但是，这个疫鬼最怕赤豆，于是，人们就在冬至这一天煮食赤豆饭，用以驱避疫鬼，防灾祛病。

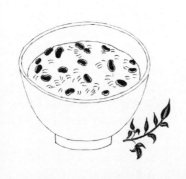

赤豆和糯米为1：2.5的比例，将赤小豆放入沸水锅内（赤小豆与水的比约为1：5）。煮至八成熟时捞出。另将糯米淘净后，用煮过赤小豆的汤浸泡一夜。次日把糯米和赤小豆搅拌均匀后，上笼屉蒸大约40分钟，即可食用。

冬酿酒

　　冬酿酒原来叫冬阳酒，因冬至过后阳气上升而得名，农历认为，冬至为一年中最重要的节气，因为这一天过后，阳气上升，万物开始慢慢复苏。一直到近年，商家从《吴歈》"冬酿名高十月白，请看柴帚挂当檐。一时佐酒论风味，不爱团脐只爱尖"，发掘出"冬酿"两字，才称之为冬酿酒。

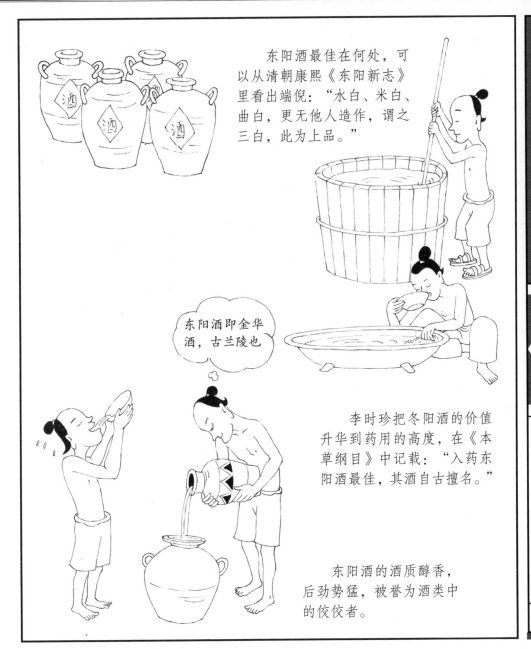

东阳酒最佳在何处，可以从清朝康熙《东阳新志》里看出端倪："水白、米白、曲白，更无他人造作，谓之三白，此为上品。"

东阳酒即金华酒，古兰陵也

李时珍把冬阳酒的价值升华到药用的高度，在《本草纲目》中记载："入药东阳酒最佳，其酒自古擅名。"

东阳酒的酒质醇香，后劲势猛，被誉为酒类中的佼佼者。

冬至养生大攻略

保暖做到位，摆脱慢性支气管炎

手足发冷不用愁，偏寒体质温补有方

鼻腔干燥暖气病，温补肾阳有妙招

睡不醒的冬三月，不妨来点儿清醒剂

冬日预防老年痴呆，记住八字经

冬至到，要顾护天真之气

保暖做到位，摆脱慢性支气管炎

《月令七十二候集解》记载说："十一月（农历）中，终藏之气，至此而极也。"从常识我们都知道，任何事情只要到了极的地步，那么，就要开始向相反的方向转了。冬至也是如此。古人认为，过了冬至，白昼一天比一天长，阳气回升，但冷与萧条仍是主要特点。

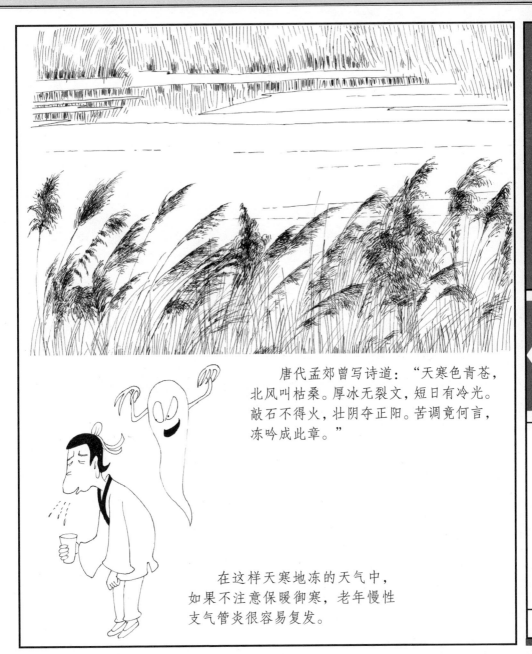

唐代孟郊曾写诗道："天寒色青苍，北风叫枯桑。厚冰无裂文，短日有冷光。敲石不得火，壮阴夺正阳。苦调竟何言，冻吟成此章。"

在这样天寒地冻的天气中，如果不注意保暖御寒，老年慢性支气管炎很容易复发。

老年人阳气不足，肺、脾、肾功能减退，卫外功能差，故易发生老年慢性支气管炎。此病属于中医"痰饮""哮喘"范畴，痰为发病的主要环节。

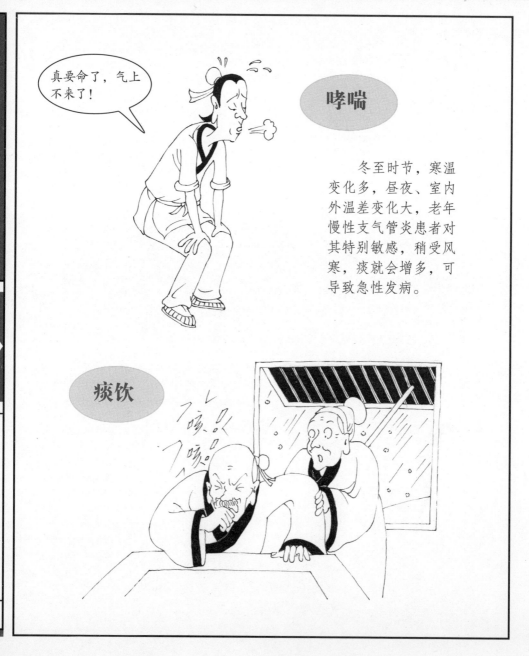

痰湿的病因病机

中医学认为，痰的产生主要与肺、脾、肾有关。这三个脏器任何一脏出现障碍，都会影响津液的通畅运行，导致发生痰湿。

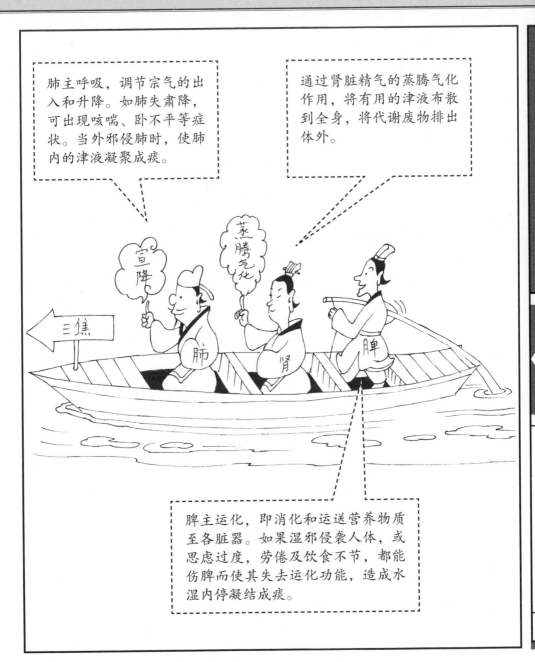

何为"痰"

"痰",从中医学角度来讲,一指从呼吸道排出的"痰";二指体内因水液代谢不畅所产生的废物。这里重点指后者之痰。痰随着气血运行流窜到全身,并淤积在身体的不同部位,从而引发不同的病症。

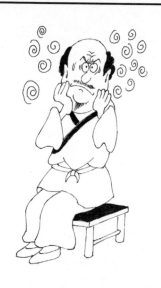

痰迷心窍,则会导致昏迷、痴呆。

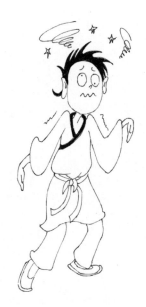

痰浊上犯头部,则会引起眩晕。

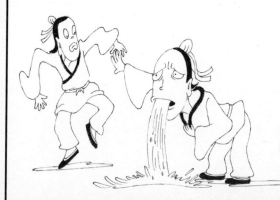

痰停于胃,则会导致恶心呕吐。

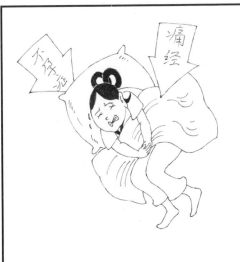

痰阻于胞宫，则会导致月经不调或不孕。

痰阻经络筋骨，则会出现肿块、肢体麻木等。

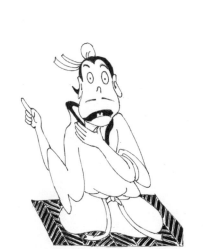

痰在咽喉，则会导致咽部有梗塞感或有异物感。

多管齐下防病邪

　　保暖：保暖是慢性气管炎患者温肾阳的重要一步。调整饮食：饮食调养应采用"制源畅流"的方法，"制源"就是减少痰涎的来源，"畅流"就是因势利导，加强祛痰功效。

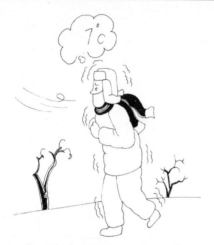

　　建议老年慢性支气管炎患者平时出门要多加衣服，戴上帽子、围巾和手套。

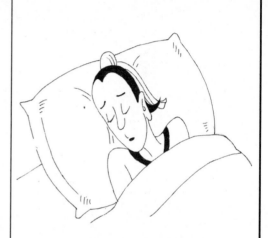

　　晚上睡觉要盖暖和的被子，防止腹部受凉。

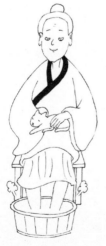

　　睡前用温水泡足，能消除疲劳，御寒防冻，促进睡眠。

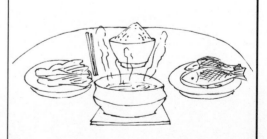

　　饮食调养应采用"制源畅流"的方法。

不同痰证的治疗方法

　　"痰"的治疗难度较大。有人曾这样形容它："痰核"好比油漆，黏在那里，需要反复地"磨""抠"，一点儿一点儿地将它减掉。中医将治"痰"的方法叫作化痰、涤痰、消痰。下面着重介绍一下不同痰证的治疗方法。

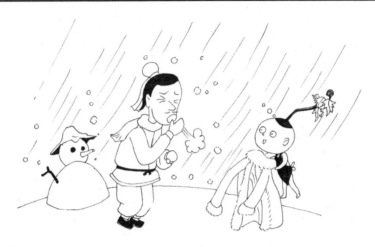

内服加外贴

　　针对老年慢性支气管炎阴阳失调、本虚标实的病机，施以调和阴阳、扶助正气之法，能有效缓解病情发展。

　　1.内服：金匮肾气丸、左归丸等，每日 2 次，每次 1 丸。可温肾壮阳。
　　2.外贴：取白芥子 20 克，延胡索 15 克，细辛 12 克，甘遂 10 克，同研细末，用姜汁调糊，均分六份，摊在 5 厘米见方的油纸或塑料薄膜上，贴在后背的肺俞、心俞、膈俞穴上，用胶布固定，几日后撕除。

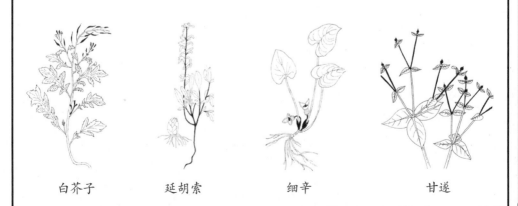

| 白芥子 | 延胡索 | 细辛 | 甘遂 |

风痰

　　由风邪侵肺导致。起初痰白稀，后转黄黏痰，患者怕风，舌苔初起白，后转薄黄。

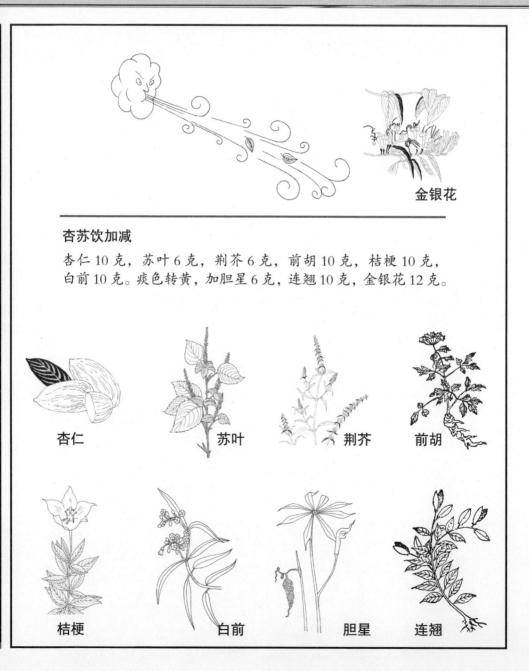

金银花

杏苏饮加减

杏仁 10 克，苏叶 6 克，荆芥 6 克，前胡 10 克，桔梗 10 克，白前 10 克。痰色转黄，加胆星 6 克，连翘 10 克，金银花 12 克。

杏仁　　　苏叶　　　荆芥　　　前胡

桔梗　　　白前　　　胆星　　　连翘

图解百姓天天养生丛书

健康顺时生活冬至小寒大寒篇

寒痰

　　寒邪袭肺，导致肺内津液凝聚成痰。痰呈白色，患者怕冷，喜热饮，舌苔薄白或腻。

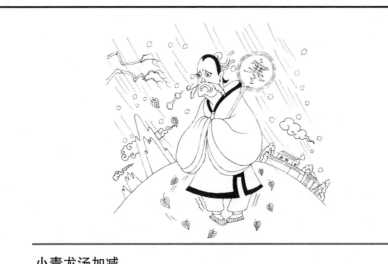

小青龙汤加减

桂枝 6 克，制半夏 10 克，干姜 6 克，细辛 3 克，杏仁 10 克，白芥子 6 克。气喘者可加炙麻黄 6~9 克。

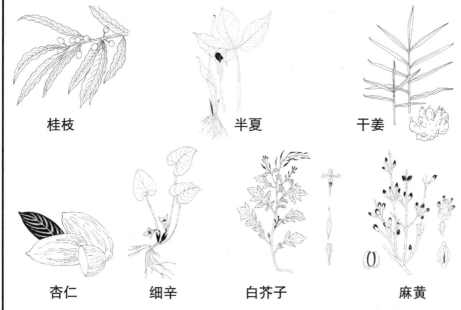

桂枝　　　　　　半夏　　　　　　干姜

杏仁　　　细辛　　　白芥子　　　麻黄

燥痰

　　由久旱气候干燥、燥邪侵肺所致。痰黏稠不易咳出或有咯血，患者感觉口鼻咽燥等症，舌苔薄黄。

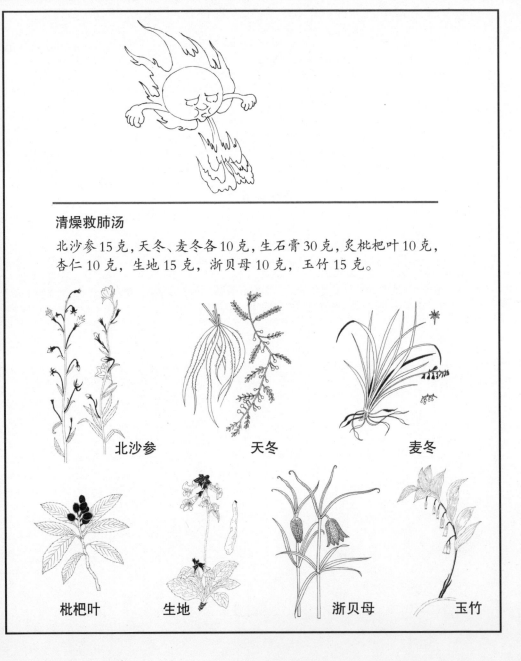

清燥救肺汤

北沙参15克，天冬、麦冬各10克，生石膏30克，炙枇杷叶10克，杏仁10克，生地15克，浙贝母10克，玉竹15克。

北沙参　　　　天冬　　　　麦冬

枇杷叶　　　生地　　　　浙贝母　　　玉竹

湿痰

由湿邪入侵，使肺、脾功能失调或饮食不节而运化失调引起。痰为白色稀水样，患者出现身重、倦乏或便溏等症，舌苔薄白或白腻。

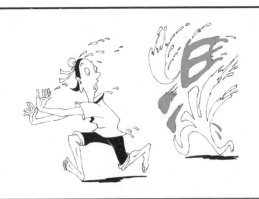

二陈汤加味

制半夏 10 克，橘红 10 克，茯苓 10 克，炙甘草 5 克，杏仁 10 克，薏苡仁 15 克，苍白术各 10 克。

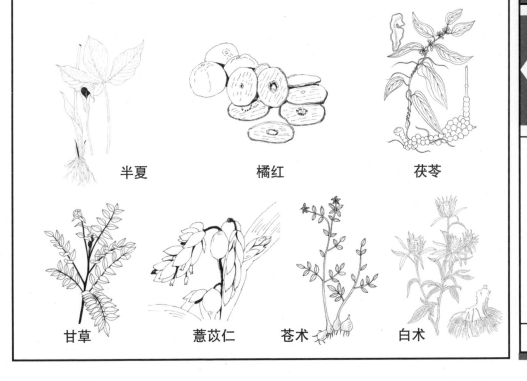

半夏　　　　　　橘红　　　　　　茯苓

甘草　　　　薏苡仁　　　苍术　　　白术

江米粥

材料： 江米 50 克，白糖适量。

做法： 江米淘洗干净，煮粥，加白糖适量。以早晨食用为宜。

功效： 补肺益气，清热止咳。适宜于肺虚表热而引起的咳嗽少痰、发热多汗及消渴者食用。

牛蒡粥

材料： 粳米约 50 克，牛蒡根 30 克。

做法： 先取牛蒡根研滤取汁 100 克，再煮米做粥，临熟兑入牛蒡根汁即可。

功效： 宣肺清热，利咽散结。凡因肺胃虚热、复感外邪而引起的咽喉肿痛、咳嗽吐痰不爽或儿童麻疹因热壅而未透者，皆可辅食。

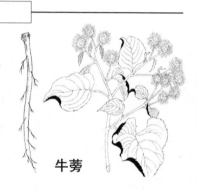

牛蒡

白果鸡丁

材料： 鸡肉 300 克，白果 20 克，鸡蛋清 50 克。

做法： 将鸡肉切成 1.3 厘米见方的丁，放在碗内，加入蛋清、盐、菱粉拌和上浆。白果剥去硬壳，下热油锅爆至六成熟时捞出，剥去薄衣，洗净待用。特炒锅烧热，放入猪油，待油烧至六成热时，将鸡丁下锅用勺划散，放入白果搅匀，至熟后连油倒入漏勺内，沥去油分。原锅内加入猪油 25 克，投入葱段开锅，随即烹入料酒，加入汤、盐、糖、味精，倒入鸡丁和白果，颠翻几下，用水菱粉着芡，推匀后淋入麻油，再颠翻几下，起锅装盆即成。

功效： 温中，益气；敛肺气，定喘嗽，止带浊；滋阴养血，润燥熄风。

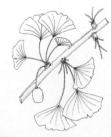

白果

荠菜粥

材料: 荠菜头200克, 白米50克。

做法: 荠菜头切成小片, 同米煮粥。

功效: 通肺利隔, 下气消痰。凡因寒饮阻遏肺胃而引起的咳逆上气、胸膈满闷、痰涎壅盛等症, 可辅食此粥。

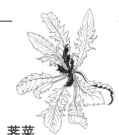

荠菜

虫草鹌鹑

材料: 鹌鹑6只, 虫草12条, 精盐3克, 葱、姜各8克, 鸡汤300克, 味精、胡椒粉适量。

做法: 虫草用温水洗净, 鹌鹑除去内脏、头、爪, 洗净, 再放入沸水里氽约1分钟, 捞出晾凉。姜切片, 葱切段。将每只鹌鹑腹内放入虫草2条, 然后用线缠紧摆放在砂锅内, 鸡汤用盐和胡椒粉调好倒入砂锅内, 用湿棉纸封口, 上屉蒸40分钟, 取出砂锅, 揭去棉纸即成。

功效: 益肺肾, 培中运啤。适宜于肺虚或肺肾两虚的咳嗽气短、劳嗽痰血、腰膝酸痛以及病后虚弱、神倦少食等症。

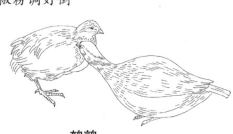

鹌鹑

芡实粥

材料: 芡实100克(打碎), 胡桃肉20克(连皮研碎), 红枣20个(泡后去皮、去核), 白糖适量。

做法: 将芡实、胡桃肉、红枣按常法煮粥, 可适当加糖。

功效: 主治脾肾虚损, 肾不纳气的虚喘。对老年虚喘最宜。

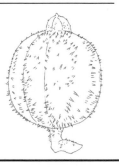

芡实

山药汤

材料： 山药 200 克，粟米 250 克，杏仁 500 克（去皮尖），酥油适量。

做法： 先将粟米炒熟研面，再将杏仁炒熟研碎，二物拌匀。另将山药煮熟，去皮做泥。用滚开水冲调杏米面 20 克成汤，放入山药（量随意）及酥油调匀。亦可加糖少许。

功效： 补虚益气，温中润肺，凡肺、脾两虚之久咳喘病，而又无寒热之邪相夹者，可辅饮此汤。

宁咳定喘饮

材料： 生怀山药 50 克，甘蔗汁 30 克，酸石榴汁 18 克，生鸡蛋黄 4 个。

做法： 先将山药煎取清汤一大碗，再将两汁及生鸡蛋黄调入，分 3 次温服，不可过热，过热则鸡蛋黄熟而效大减。

功效： 润肺止咳，收涩益阴。凡因津液重伤而致肺燥的干咳不止，缠绵不愈，渐至咳喘并发，口干舌燥者，皆可饮用。

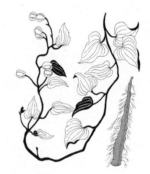

怀山药

三耳汤

材料： 银耳 10 克，黑木耳 10 克，侧耳（干品）10 克，冰糖 30 克。

做法： 先将银耳、黑木耳、侧耳泡发，洗净，放入碗内，加冰糖和水适量。上屉蒸 1 小时，待熟透后即成。分次或一次食用，每天 2 次。

功效： 滋阴补肾润肺，适宜于肾阴虚的血管硬化，高血压、眼底出血、肺阴虚的咳嗽，喘息等症。

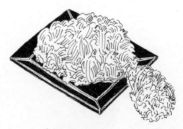

银耳

杏仁粥

材料： 甜杏仁 50 个，粳米 100 克。

做法： 杏仁去皮尖，米洗净，将二物加水煮熟成粥。

功效： 润肺止咳，润肠通便。适宜于肺虚热燥，咳喘逆症。老人或产后肠燥便秘者也可食用。

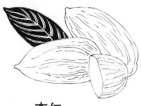

杏仁

水晶桃

材料： 核桃仁 500 克，柿霜饼 500 克。

做法： 先将核桃仁煮熟，再与柿霜饼同装入瓷器内上展蒸烂，使之融化为一，凉后成冻。

功效： 补益肺肾，止咳平喘。因肺肾两虚而引起的干咳、气短喘息、腰膝酸痛。四肢无力等症，皆可食用。

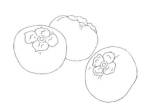

柿

橘皮粥

材料： 橘皮 20 克（鲜者 30 克），粳米 100 克。

做法： 先将橘皮煎取药汁、去渣，然后加入粳米煮熟。或将橘皮晒干，研为细末，每次用 3~5 克调入已煮沸的稀粥中，再同煮为粥。

功效： 顺气健胃，化痰止咳。适宜于脾胃气滞、脘腹胀满、消化不良、食欲不振、恶心呕吐、咳嗽多痰、胸膈满闷等症。

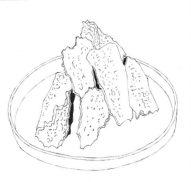

橘皮

手足发冷不用愁，偏寒体质温补有方

　　每到冬至时节，有些人就会嘴唇乌紫，脸色发青，容颜憔悴，看上去气色十分差。尤其是一有点儿凉风袭过，身体就会出现畏寒怕冷的现象，走路也耸肩驼背，很不雅观。这类人平时不喜欢接触凉的东西，一旦受凉就拉肚子，还会觉得手足冰凉。在中医看来，这类人群大都属于偏寒体质。

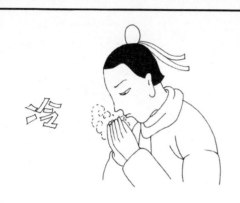

冷

身体发凉

　　体质偏寒者，因体内寒气太重，身体中的阳气不能温煦远端肢体及肌肤。就会出现怕冷、手脚冰凉的情况，这也就是所谓的"形寒肢冷"。

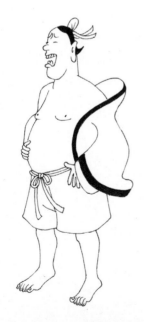

小肚子发胖者多与体寒有关

　　不少"小肚子"发胖者大多与寒气体质有关。别总认为自己身体发胖，是因为吃得太多造成的。

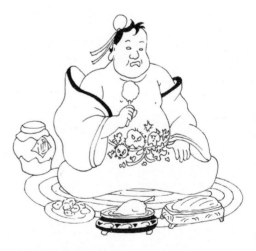

易胖不易瘦

　　体质偏寒者，阳气往往比较弱，就无法给身体提供更多的温暖。这样就不能很好地发挥热能来消耗胃中的食物，长此以往，体内就会更多地积累皮下脂肪，所以身体就会越来越胖。

中医解读偏寒体质

偏寒是一种"闭症"，所谓"闭"，即是不通。遇到小风吹过，身体只好把体内的阳气大军"调"出来抵御风寒，在体内火力不够的情况下，就会出现手足冰凉、关节疼痛、容颜憔悴等症状。

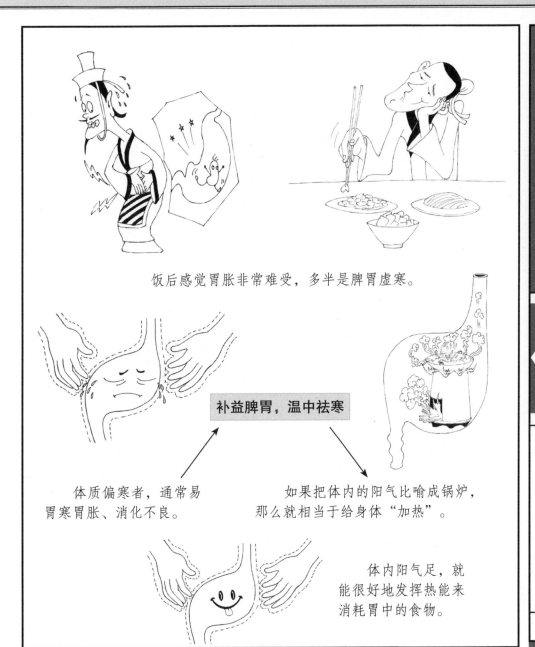

饭后感觉胃胀非常难受，多半是脾胃虚寒。

补益脾胃，温中祛寒

体质偏寒者，通常易胃寒胃胀、消化不良。

如果把体内的阳气比喻成锅炉，那么就相当于给身体"加热"。

体内阳气足，就能很好地发挥热能来消耗胃中的食物。

饮食调理寒性体质

俗话说：“十病九寒”“百病寒为先”。寒性体质者因为体内寒气旺盛，所以抵抗力也比较弱，很容易生病。寒性体质者不妨试试下面这几个方法，长期坚持慢慢调理、祛除体内的寒气，让身体更加健康，体质才能得到改变。

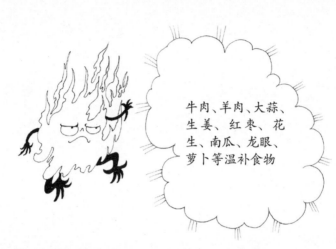

牛肉、羊肉、大蒜、生姜、红枣、花生、南瓜、龙眼、萝卜等温补食物

适当食用一些能温暖身体保气血的食物，如果一次食用过多，可能会导致上火。

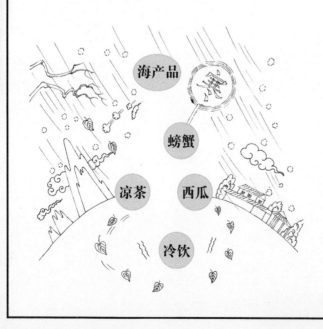

海产品

螃蟹

凉茶　西瓜

冷饮

在日常饮食中就一定要注意少吃生冷的食物，这不仅会导致体内寒气的增加，还会直接造成胃肠道损伤，影响身体健康。忌食或少食寒性、凉性食物，且夏日勿贪凉而多用冷饮。

运动调理寒性体质

常言道：要活就要动，运动是最好的补药，如拉筋、瑜伽、太极拳等都是冬季很好的运动选项。俗话说，动则生阳，长期坚持体育锻炼，循序渐进逐渐增加运动强度，运动有助于气血运行，增强体质。

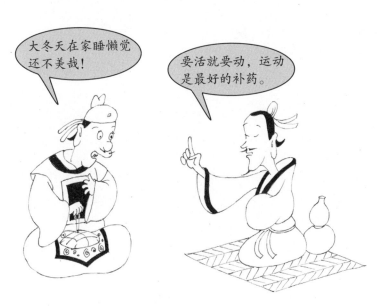

天气一冷，很多人就不喜欢出门，愿意待在家里，其实，适当运动对身体是比较好的，在运动中可以很好地提高身体活力，让身体暖和起来。

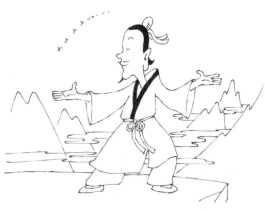

运动时要选择合适的方式，不要选择剧烈的运动，如果汗出得太多，寒气就会非常容易侵入体内，反而会加重湿寒的症状。

温补食物显神灵

　　老年人和身体虚弱、易发冷的人，可多食芡实炖牛肉，或芡实、大枣、花生仁加红糖炖服，以调整脾胃功能。还可在医师的指导下服用一些有补益作用的中药或中成药，比如人参、鹿茸等，或者适当喝一点儿白酒、黄酒，以促进体内血液循环。

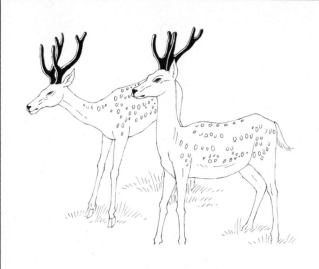

鹿茸具有补肾阳、益精血、强筋骨、调冲任、托疮毒等功效。
适宜人群：肾阳亏虚者、发育迟缓者。
禁忌人群：阴虚火旺者、肝阳上亢者。

　　人参被称之为百草之王，也是药中之王，具有非常好的补益作用。具有大补元气、回阳救逆、生津等功效。但是在具体临床使用中，人参有不同种类，其功效也各有偏重，具体内容如下：

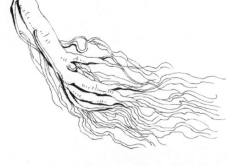

党参甘温性比较好，热性较强，故补益作用也较强。但是长久使用会出现口干、舌燥、上火的表现。

红参补益作用更强，而且更热，往往在危重急症阳气虚脱情况下使用。

太子参和西洋参往往补气力量偏弱，但生津力量有所增强，因此这两种药物长期使用热性并不会很大，而且具有气阴双补的作用。

经常晒晒太阳、足踏鹅卵石

冬季大自然处于"阴盛阳衰"状态，而人应乎自然也不例外，常晒太阳能助发人体的阳气，起到温通经脉、补足气血的作用。

走在铺有鹅卵石的路面上，能够有效刺激足底的经络和穴位，起到疏通经脉、祛除寒气的作用。

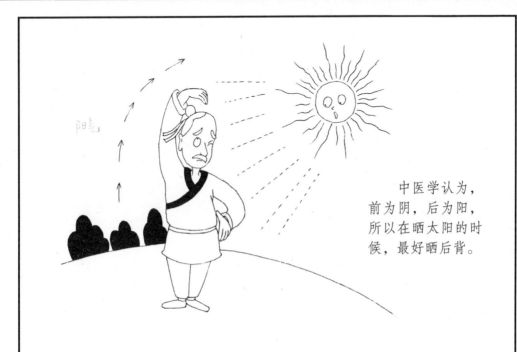

中医学认为，前为阴，后为阳，所以在晒太阳的时候，最好晒后背。

锻炼时，最好选择在阳光充足的日子，这样可以适当地接受阳光照射，以生发体内之阳气，以利于气血的运行。

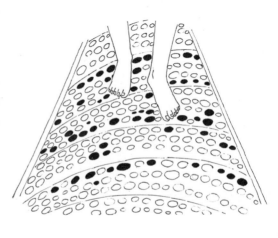

按摩手和足，轻松除畏寒

　　手部按摩：双手对搓，心脏反射区，阳池穴。

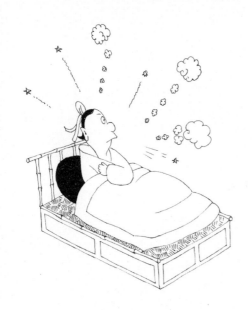

　　畏寒属于寒冷过敏或自主神经失调，是由手、足等末梢血管流经部位血流不畅，末梢神经的排泄物不能充分排出而引起的一种病症。

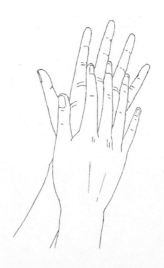

双手对搓

　　当感觉手足发冷时，用双手十指交叉并相互搓擦后分开。操作时，用力要对称，速度要快而匀速。这个动作也可在洗澡后进行，对畏寒有良好的恢复作用。

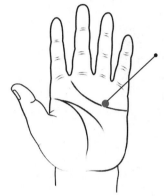
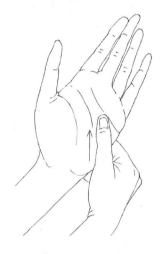

心脏反射区

位于左手掌，第4、5掌骨之间，近掌骨头处。

心脏反射区

用右手拇指按压左手手背小指根部的心脏反射区10～20次，力度以感到胀痛为宜。此法有补脾益肾、散寒通络的功效，对畏寒证有很好的治疗效果。

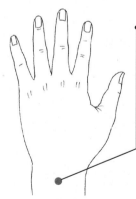

阳池穴

位于手背腕横纹中央稍微靠近小指侧。或第3、4掌骨间直上，与腕横纹交点处的凹陷处取穴即可。

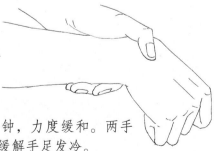

阳池穴

以拇指指腹按压阳池穴5～10分钟，力度缓和。两手交替进行。每日3～5次。此法可有效缓解手足发冷。

足部按摩：按摩涌泉，叩击足底，捏足趾，肝、肾反射区。

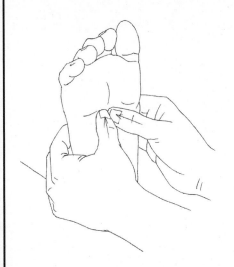

足底

以拇指指腹来回搓摩足底，直至足底发热为止。操作时，指掌要紧贴体表，用力稳健，速度缓慢均匀，沿着骨骼向下推按。

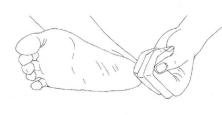

足底

手握空拳，轻而快速有节奏地叩击足底7～10次。

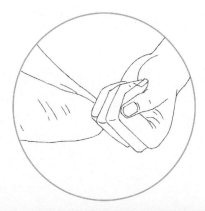

研究证明，运动可以促进制造热量的肌肉生长，改善激素分泌，促进新陈代谢。此外，运动还会帮助把热量输送到身体的各个部位。因此，畏寒证患者无论多忙，也应抽出时间做一些暖身运动，如伸缩手指、手臂绕圈、扭动足趾及活动腰部等。

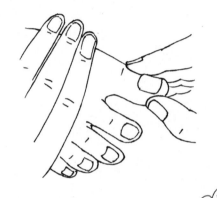

各足趾

　　拇指和示指轻捏各足趾，并配合旋转各趾 3～5 遍。

肝反射区

位于右足底，第 4、5 跖骨体之间，肺反射区的后方。

肾反射区

位于双足底，中央人字形交叉后方的中央凹陷处。

肝、肾反射区

　　用示指近指关节重力揉按肝、肾反射区 7～10 次，力度以感到胀痛为宜。此法可放松精神，促进新陈代谢，预防筋骨疲劳。

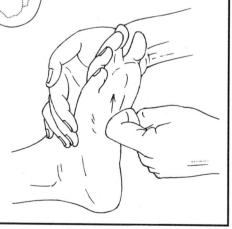

鼻腔干燥暖气病，温补肾阳有妙招

　　在寒冷的冬季，很多人喜欢在有暖气的屋子里待着。如果屋子过于暖和，如同人为地把冬天的环境变成了秋天，甚至夏天的环境，如此则会提升体内的燥气。

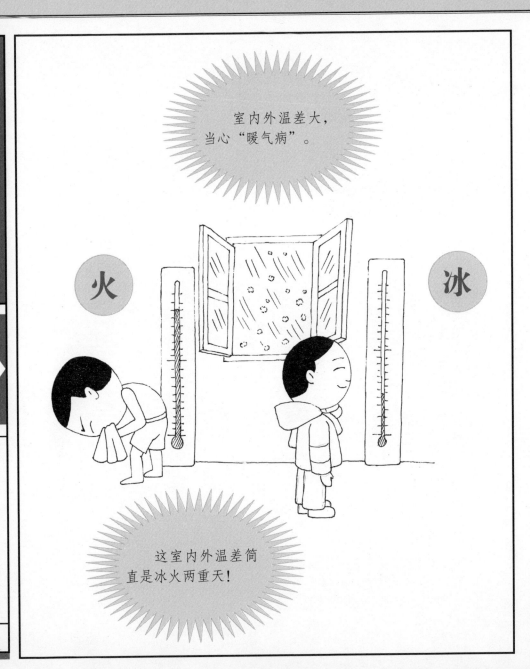

鼻腔干燥、皮肤发紧、头晕眼花、四肢无力、焦躁不安等症状，这些都是让暖气给热出来的"暖气病"。

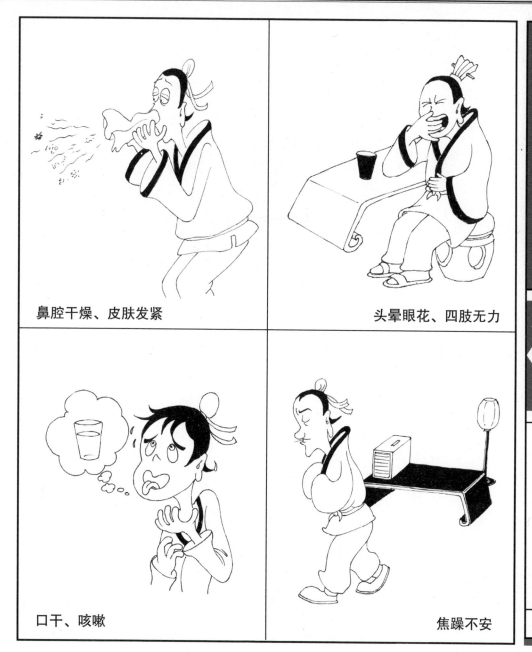

鼻腔干燥、皮肤发紧

头晕眼花、四肢无力

口干、咳嗽

焦躁不安

中医解读"暖气病"

　　《黄帝内经》中说"虚邪贼风，避之有时"。冬季人的阳气是闭藏的，在过于暖和的屋子待得时间过长，那么本来是内藏的阳气就会向外耗散，阳气受损了，就会出现各种"暖气病"。

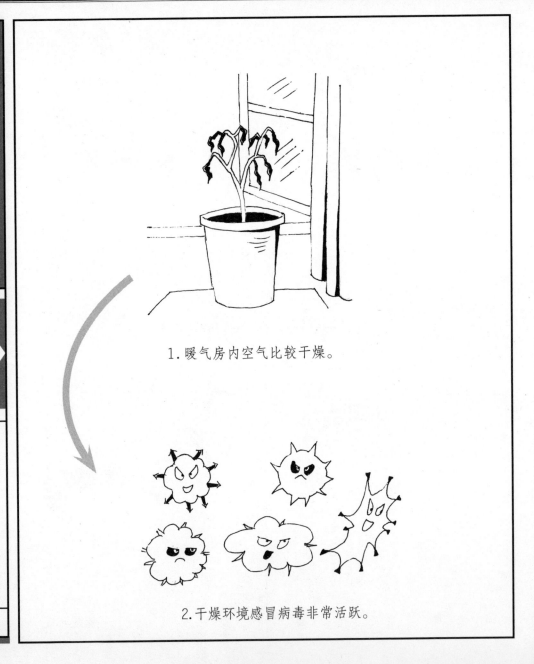

1. 暖气房内空气比较干燥。

2. 干燥环境感冒病毒非常活跃。

暖气房内空气比较干燥，当空气湿度低于40%时，感冒病毒和其他细菌繁殖速度加快，容易引发上呼吸道感染，发生支气管炎、支气管哮喘等疾病。

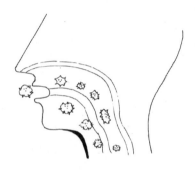

3.病菌长驱直入体内。

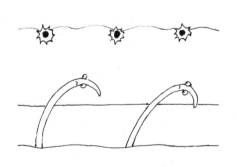

4.干燥使人体纤毛运动变弱，人体抵抗力下降。

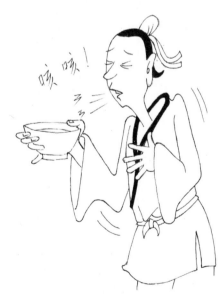

5.引发上呼吸道感染，发生支气管炎、支气管哮喘等疾病。

轻松远离"暖气病"，舒适健康过寒冬

讲卫生：要清扫家中的卫生死角，特别是暖气片底部、缝隙以及衣柜后面、墙角等地方。

控温度：暖气来后，不可贪恋暖意。

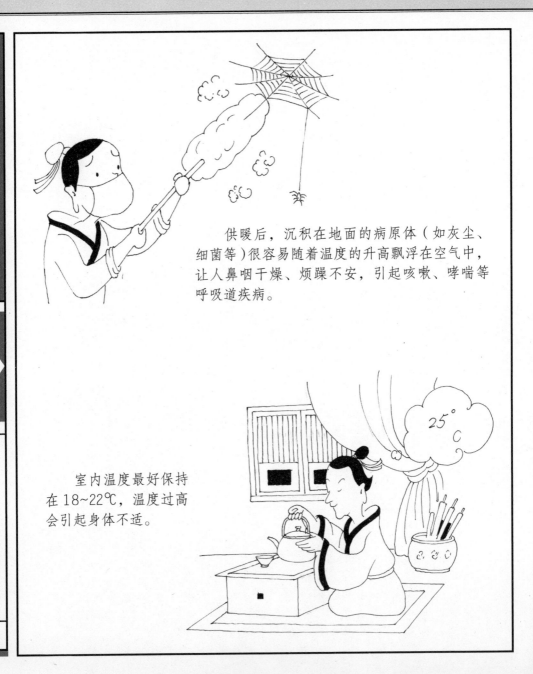

供暖后，沉积在地面的病原体（如灰尘、细菌等）很容易随着温度的升高飘浮在空气中，让人鼻咽干燥、烦躁不安，引起咳嗽、哮喘等呼吸道疾病。

室内温度最好保持在18~22℃，温度过高会引起身体不适。

调湿度：暖气来后，室内干燥加剧，最好放一台加湿器或者摆一盆水或者多养几盆绿植，使室内湿度保持在50%左右。

常通风：冬季天冷，人们会减少开窗次数，但一定要选择空气质量良好的天气开门通风，每次通风时间不少于30分钟，减少呼吸道疾病。

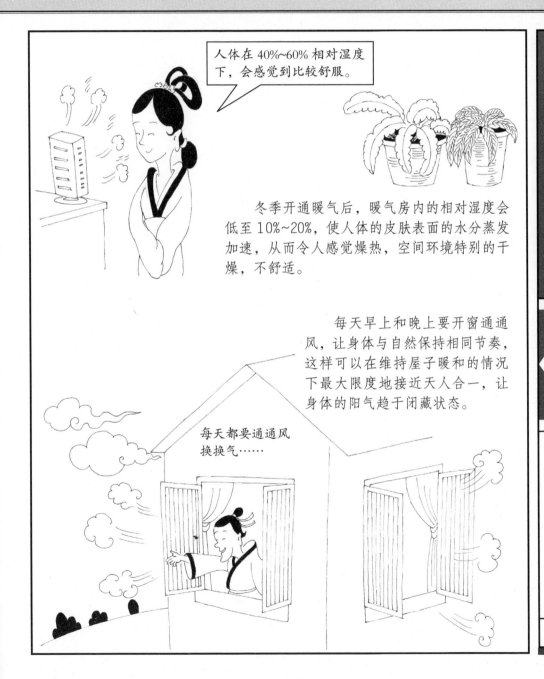

多补水：每天要保证饮用足够量的水，多吃新鲜的水果蔬菜。

勤锻炼：冬季天冷，很多人会减少活动，但还是得适当动动筋骨，出点儿汗，强身健体。

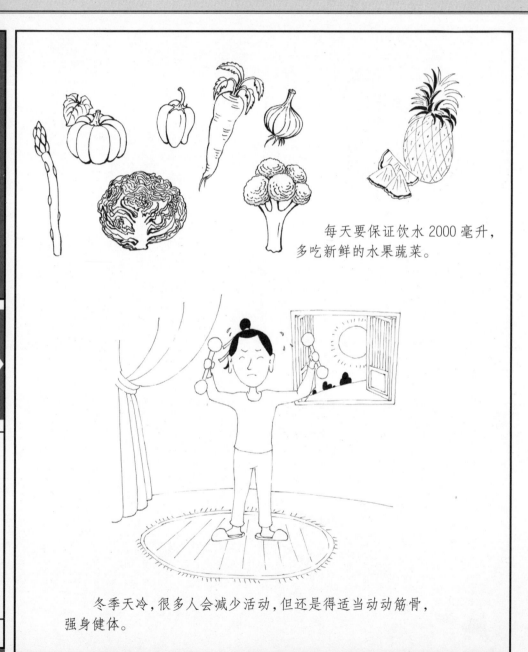

每天要保证饮水 2000 毫升，多吃新鲜的水果蔬菜。

冬季天冷，很多人会减少活动，但还是得适当动动筋骨，强身健体。

多进补：冬季养生讲究进补，但也要科学，不能过度进补，造成上火。

早入睡：冬季要保证充足的睡眠。

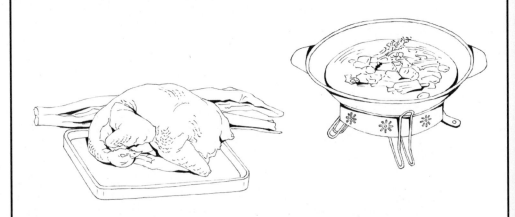

阳气偏虚的人，选羊肉、鸡肉等；气血双亏的人，可用鹅肉、鸭肉、乌鸡等；不宜食生冷燥热的人，选用枸杞、红枣、核桃等。

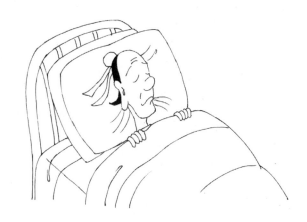

冬季要保证充足的睡眠，有助于阳气潜藏，阴津蓄积，立冬后的起居调养切记"养藏"。

睡不醒的冬三月，不妨来点儿清醒剂

俗话说"春困秋乏夏打盹，睡不醒的冬三月"。每到冬季，总有人整天昏昏欲睡，一点儿精神都没有。

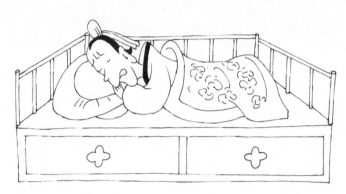

从中医学上说，冬天爱睡觉与阳气不足有关。人体阳气的正常循环，是白天行于表、行于经，晚上行于里、行于五脏。行于表则人精神百倍，精力充沛；行于五脏则人进入睡眠状态。冬天天气寒冷，尤其是冬至以后，天寒地冻，人体需要足够的能量和热量来御寒，倘若阳气不足，自然也就容易犯困了。

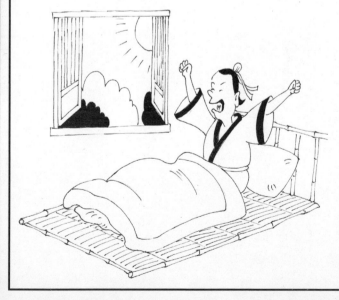

研究表明，成年人每天睡7～8小时就可以了。如果睡觉时间过长，会让人精神状态越来越差，同时还会出现记忆力减弱、健忘、气虚的现象，严重者还会诱发心脑血管疾病。

久卧伤气

《黄帝内经》认为"久卧伤气"，因为气是运动的，人总躺卧在床上，就缺乏了活动，气的活动就受到了限制，首先会影响到脾的健运。

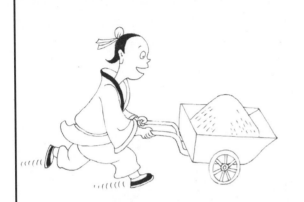

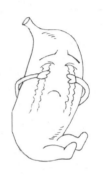

在人体中，脾会将食物转化为人体可吸收的水和营养物质并运输到身体各处，营养脏腑，滋养全身。

脾虚的话就会导致转化出了错，出来的都是半成品或者残次品，造成水分和营养堆积，造成湿气在身体里聚集。

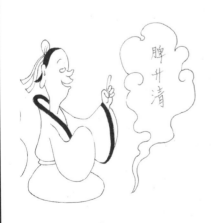

脾升清

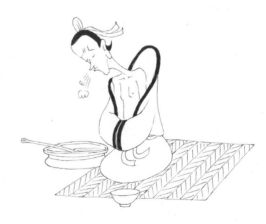

五脏中，脾位于身体的中部，是气机升降的枢纽，又脾主四肢，若四肢不活动，脾就没有了化生精气的物质，也就没有办法调控气机的升降了，渐渐地，人体也就出现了气虚的症状。

久卧全身拉伸舒展操

　　全身拉伸舒展操，有助于舒筋活骨，促进血液畅流，缓解因久卧而造成的隐疾。

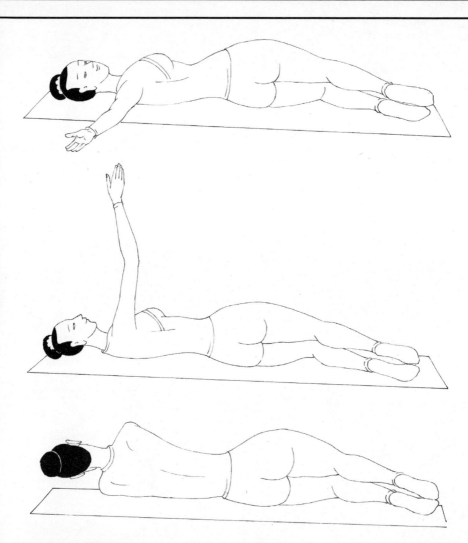

仰卧屈膝左右扭转

　　仰卧屈膝向右扭转 20 秒，下半身转体同时双肩紧贴地面；感受侧腹部和臀部的伸展。然后休息 10 秒，再仰卧屈膝向左扭转 20 秒，下半身转体同时双肩紧贴地面；感受侧腹部和臀部的伸展。

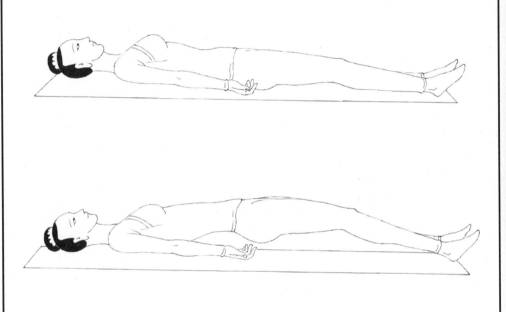

仰卧拍腰 20 秒

    抬起腰部和臀部，再落回地面；轻轻拍打腰部。

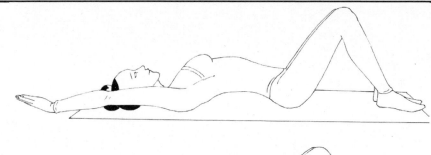

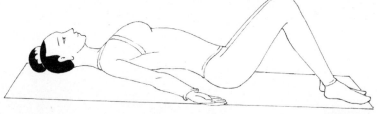

仰卧划臂 20 秒

　　肩部自然下沉放松；腰背挺直，呼气划臂，吸气收回；固定身体不动。

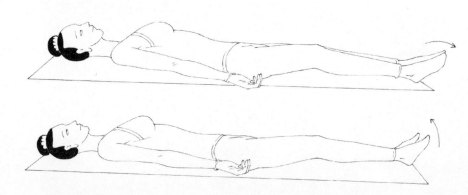

仰卧摆脚 20 秒

　　上身保持不动；左右摆动双脚。

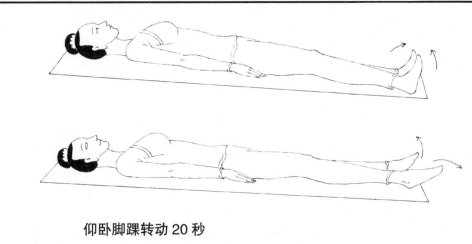

仰卧脚踝转动 20 秒

双腿保持放松；缓慢舒展脚踝。

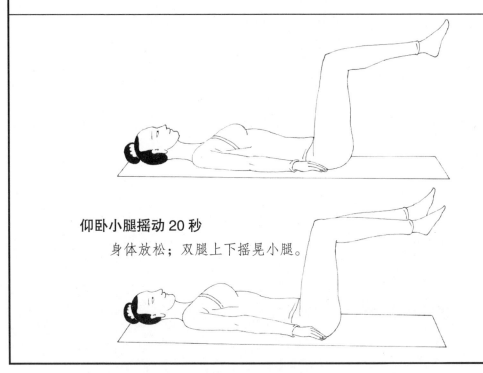

仰卧小腿摇动 20 秒

身体放松；双腿上下摇晃小腿。

按摩天柱穴，提神醒目、缓解视疲劳

　　膀胱经行走路线极长，上接头，下连足。经过的大大小小穴位也极多。这些穴位都有各自特殊的作用，通过调理它们可以防治很多疾病。膀胱经上有一个重要穴位——天柱穴。长期按摩此穴有提神醒目、缓解视疲劳的功效。

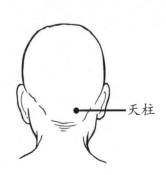

天柱穴位于后发际正中旁开1.3寸处。

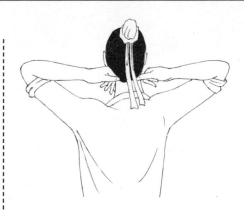

用拇指用力按压左右两侧天柱穴，同时大口吐气。重复此动作5次即可。

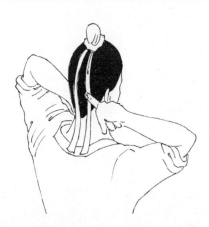

用拇指指肚使劲按压该穴位，注意要抬起下颌，头向后仰，每按压5秒钟，突然加压、松劲。反复做5次。

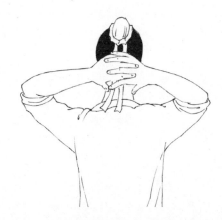

两手摩擦加热，五指交叉于脑后，两掌心放在颈部的左右天柱穴上，向下按压3～5分钟。重复做3次。

打通膀胱经，护好人体脏腑

膀胱经是人体阳气最足的经脉，是人体阳气的仓库。古人把膀胱经比喻成人身体的藩篱，说它是抵御外界风寒的一个天然屏障，打通膀胱经可调理身体90%的疾病，也就是说保养好了膀胱经也就保护好了我们的脏腑。

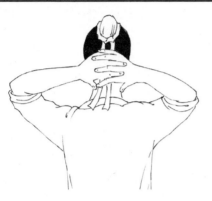

打通膀胱经上部枢纽

双手十指交叉置后颈部，以双手掌根提捏或摩擦颈肌至发热。颈部是膀胱经的上部枢纽，通畅这里可以清除头部和面部的毒素，防治头痛、颈椎病、头昏眼花、视力下降等问题，还能增强记忆力，使人头脑变轻松。

打通膀胱经中部枢纽

每天随时随地用双手搓后腰直至发热；这里是肾俞穴的所在，是膀胱经中部的枢纽。膀胱经能量的来源主要是靠肾脏，肾与膀胱相表里，膀胱经只是个通道，本身无动力运行，需肾气的支持才能完成御寒、排毒的功能。

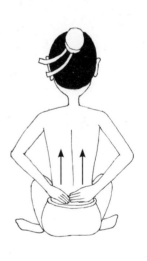

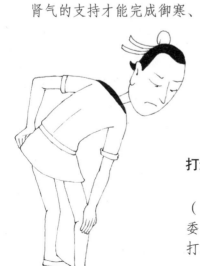

打通膀胱经下部枢纽

弯下腰，用手掌去拍打后膝窝的正中点（委中穴）。膀胱经是身体的排毒管道，而委中穴是这个管道上的"排污口"，经常拍打此处能让膀胱经更好地排毒。

冬日预防老年痴呆，记住八字经

老年痴呆症是一种神经系统变性疾病，会导致患者智力减退，情感和性格改变，最终严重影响日常生活能力。冬日由于天气寒冷，老年人如何预防老年痴呆症的发生呢？记住这八字经：寒头、暖足、冷面、温齿。若能长期坚持，必会大受其益。

唐代孙思邈在《备急千金要方》中也说过："人头边勿安火炉，日久引火气头重目赤，晴及鼻干。"所以，圣贤常以"冬日冻脑"保持身体健康，思维活跃。

寒头

在冬天有不少老人即便在家里也要戴帽子。其实保持头部的低温，可以让脑部更加清醒，还可以预防感冒。因为头居人体之上，头部阳气最足，也是最耐寒的，头宜寒不宜热。

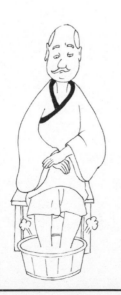

暖足

在隆冬寒季，《备急千金药方》载："微火暖足，勿令下冷无生意"。足被称为人体"第二心脏"，同时也最易受自然界风寒湿邪气侵犯，因此，通过暖足以益不足之阳。

老年人在晚上临睡前用热水（水温40~50℃）泡脚和洗脚，可以促进全身的血液循环，消除疲劳，健脑强身，且能提高睡眠质量。

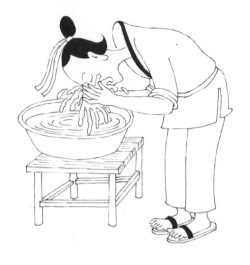

冷面

　　冷水洗脸可以提神
醒脑，对大脑有较强的
刺激，可以促进面部的
血液循环，增强机体的
抗病能力。

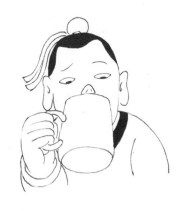

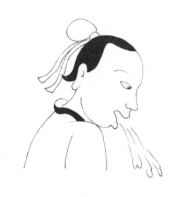

温齿

　　温齿是指用水温在35℃的水刷牙和漱口。研究表明用温水刷牙有利
于牙齿健康，相反如长期用冷水刷牙会出现牙齿松动脱落等现象，我们
知道老年人牙齿脱落得太多，会加重老年痴呆症状，所以每天用温水刷
牙和漱口是有必要的。

每天坚持手指操，养生又健脑

俗话说十指连心，手指既连接心脏，又连接大脑，还连接着人体的脏腑。如大拇指是肺经经过的地方，示指是大肠经，中指心包经，无名指三焦经，小指是心经和小肠经经过的地方。所以，每天练练健脑操，养生又健脑。

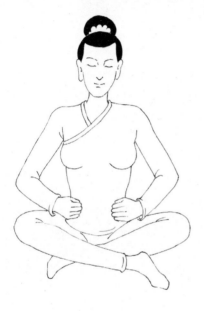

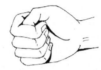

《寿世青编·十二段动功》记载："两手当屈，两大指抵示指根，余四指捻定大指，是为两手握固。"紧握拳头，重复八次为一组，此动作可以安魂定惊补益肾气。

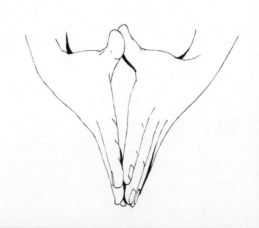

第二节指尖对碰，碰撞此动作可以无形中刺激人体脏腑，重复八次为一组。另一方面也可以让手指关节得到调理和放松，重复8遍为一组。

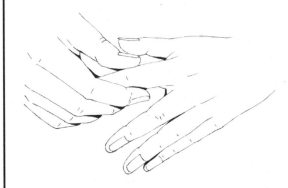

第三节按揉手指，可刺激到每个手指对应的各条经络。

第四节拳掌相击，一手握拳撞击，另一个手掌需要注意的是中指骨节最高的地方要对准手掌的劳宫穴状肌劳宫穴的位置，手指握拳，中指指尖对着的地方变为劳宫穴。以此撞击自己可以清肺火祛心火安神定气。

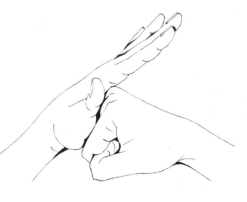

以上四组手指操可充分刺激脑部神经，调节身体脏腑，有助提高脑功能，预防老人认知障碍的发展，大家不妨在空闲时多多练习，定能让人受益多多。

小运动，大作用：预防老年痴呆

　　很多看似"老糊涂"的现象，如今广泛存在于中年人群甚至年轻人中。紧张的工作和压力让很多人出现"记忆饱和"。其实，只要做做运动就可以预防老年痴呆症。以下运动，既适合老年人预防老年痴呆症，又适合年轻人作为减压健身的锻炼方法。

倒走：反序运动激活神经

　　在步行的过程中，选择一定距离进行倒走运动。但一定要保持好身体的重心，防止因重心不稳而摔倒。老年人倒着走时，应选择开阔平稳的路面，注意安全。

　　功效：反序运动可刺激人的神经系统，提高身体的平衡性和灵敏度，增加身体协调性，延缓大脑衰老。

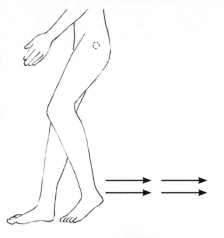

下蹲时要保持抬头挺胸

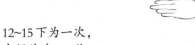

12~15下为一次，中间休息30秒，共做3次。

慢蹲起：锻炼脑部神经与肌肉

　　抬头挺胸站立，双脚分开与胯同宽，脚尖朝向正前方，双手垂于体侧，接着身体慢慢屈膝下蹲，直到大腿与地面平行。双臂在下蹲的同时向前伸直慢慢举起，举到与肩同高的位置，然后慢慢起来还原。

　　功效：慢就是对脑部神经的一种锻炼，合理的慢对提高脑部神经的控制能力很有成效。

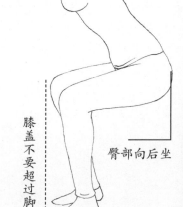

膝盖不要超过脚尖

臀部向后坐

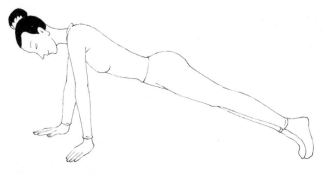

俯卧撑：提高荷尔蒙含量

做俯卧撑时，尽量以胸部用力为主，上臂的后部用力辅助，始终保持身体姿势，不要向上拱臀部，更不要塌腰，保证负重始终在双手上。

功效：肌肉练习可提高体内荷尔蒙含量，对控制情绪、减少抑郁、烦躁有一定的帮助，更能延缓大脑衰老。

提足跟：脚部的神经最远

充分提脚跟，然后缓慢下落，至一半的距离时改为快速落下脚跟，即颠足震动脚跟。这样可以加强足部的感觉，锻炼人的平衡能力。

功效：脚被誉为"精气之根"，人体生殖系统在足部的对应反射区正是脚跟，因此提脚跟的运动有益于生殖保健，延缓衰老。

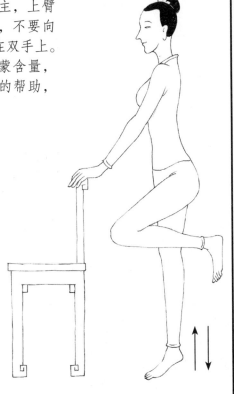

冬至到，要顾护天真之气

上古圣人之教下也，皆谓之："避之有时，恬淡虚无，真气从之，精神内守，病安从来？"人们之所以会生病、死广，无不是体内"天真之气"受损、竭绝所造成。要想长寿就要知道天真之气是什么，怎么才能延缓天真之气的衰亡。

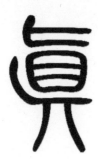

"真"的构型和本义尚无定论。许慎《说文解字》认为上部是一个人，中间是"目"字，表示眼睛，下面的"一"字和"八"合并表示仙人登天乘坐的器具。合起来表示一个得道升天的人。

要想长寿就得"得天真、守天真、增天真"，天真一气精神祖，体是精兮用是神。

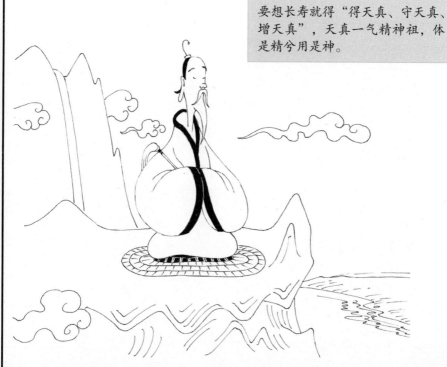

天真为何？天是自然、天生，真是道，是一。道生一，一生二，二生三，三生万物。天真生精，精生气血，气血化神以支配周身。天真不衰，人就不会死。

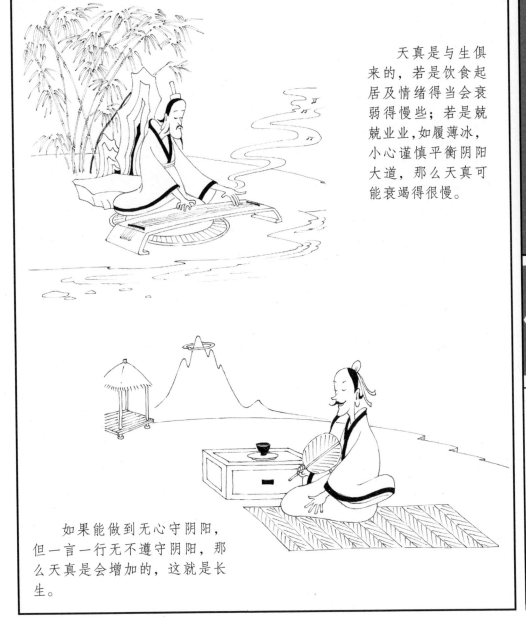

天真是与生俱来的，若是饮食起居及情绪得当会衰弱得慢些；若是兢兢业业，如履薄冰，小心谨慎平衡阴阳大道，那么天真可能衰竭得很慢。

如果能做到无心守阴阳，但一言一行无不遵守阴阳，那么天真是会增加的，这就是长生。

不管是一年四季养生还是一日四时养生，都要遵守四季养生法则，而养生养的是生，即是天真，天真即是养生的本源。顺应自然，天真才会衰亡减慢；违背自然，身体自然就会出问题。

图解百姓天天养生丛书

健康顺时生活冬至小寒大寒篇

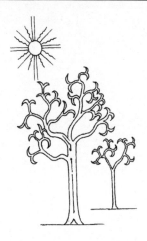

早上至中午，为阳中之阳，为夏季，宜动，需要多活动，不宜多睡懒觉。

一日四时养生

下午到黄昏是阳中之阴，对应秋季，要从早上的活动中慢慢静下来，收敛情绪。

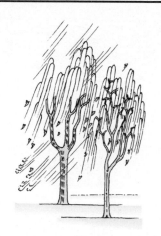

天黑到鸡鸣是阴中之阴，对应冬季，人应该闭藏，不要活动，最好上床睡觉。

鸡鸣到天亮，是晚上三点到早上七点，属于春季，此时应慢慢起床稍微活动下，让阳气生发。

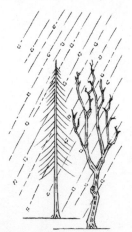

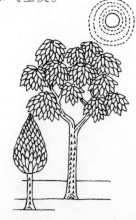

《黄帝内经》有："今时之人不然也，以酒为浆，以妄为常，醉以入房，以欲竭其精，以耗散其真，不知持满，不时御神，务快其心，逆于生乐，起居无节，故半百而衰也。""耗散其真"中的"真"指的就是天真之气。所以，熬夜、饮酒、吸烟、妄想、房劳过度等都是养生的大敌。

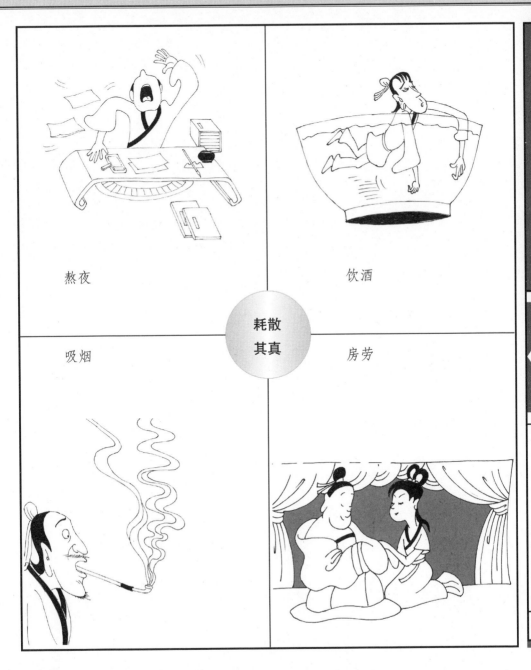

熬夜

饮酒

耗散
其真

吸烟

房劳

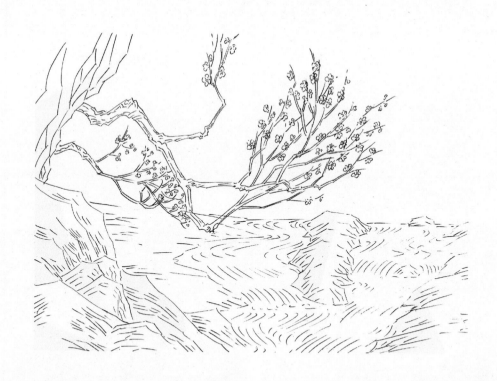

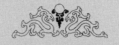

第二章

小寒节气话养生

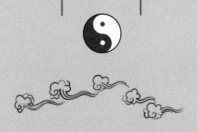

小寒节气思维导图

《小寒十二月节》

唐·元稹

《梅花》

宋·王安石

《寒夜》

宋·杜耒

《驻舆遣人寻访后山陈德方家》

宋·黄庭坚

《山园小梅》

宋·林逋

文艺

防风寒

伤脾胃　天寒地冻

保养脾胃

粥养　脾胃

食补　药补　三九补一冬

经络

调补

养生

须三藏　三九病患多

藏精　藏神　藏气

须三补

腰窝　内心　平和

静养　凝神

情绪

要知晓　冬补误区

痔　痛经

寒性收引　易患麻痹症

饮食　茶饮　热敷

小寒天

经络　按摩

复发　经络按摩　偏方

经络　按摩

艾灸　治疗

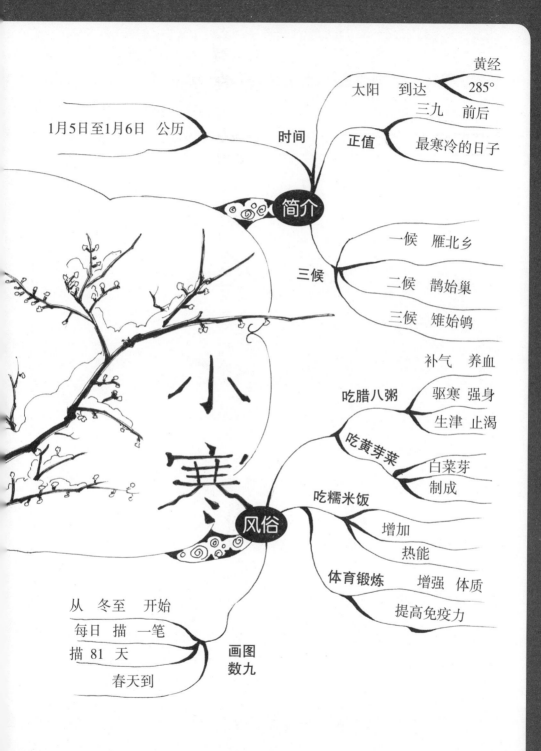

1月5日至1月6日 公历

时间

太阳 到达 黄经 285°

三九 前后

正值 最寒冷的日子

简介

三候

一候 雁北乡

二候 鹊始巢

三候 雉始雊

小寒

补气 养血

吃腊八粥

驱寒 强身

生津 止渴

吃黄芽菜

白菜芽 制成

吃糯米饭

风俗

增加 热能

体育锻炼 增强 体质

提高免疫力

从 冬至 开始

每日 描 一笔

描 81 天

春天到

画图 数九

小寒节气要知晓

图解百姓天天养生丛书

健康顺时生活冬至小寒大寒篇

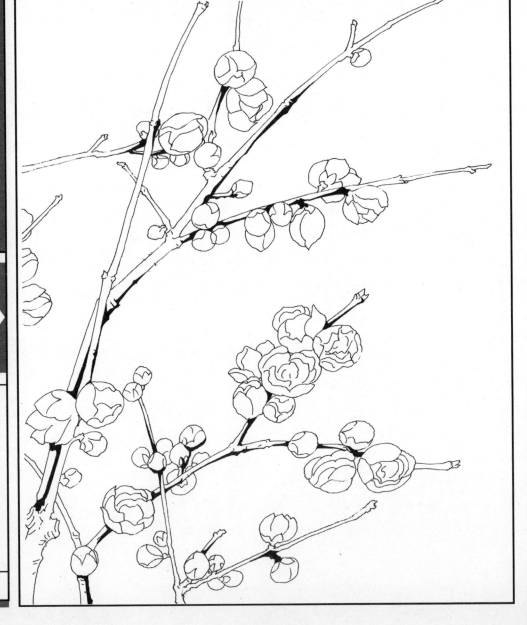

星象物候

阴极养生酷小寒

　　每年的1月5日或6日，太阳到达黄经285° 时，即为小寒。小寒当晚七点，仰望星空，北斗七星的斗柄指向北偏东，即15° 处，古人称为癸的方向。

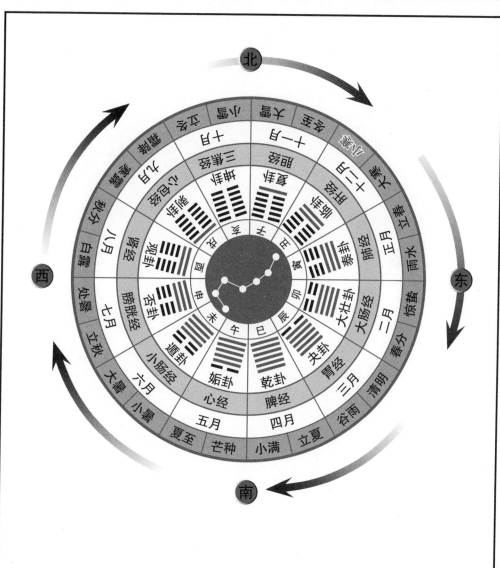

　　小寒时节正值"三九"前后，标志着开始进入一年中最寒冷的日子。《月令七十二候集解》："十二月节，月初寒尚小，故云，月半则大矣。"

小寒三候

一候雁北乡，二候鹊始巢，三候雉始鸲。

一候雁北乡

古人认为候鸟中大雁是顺阴阳而迁移，此时阳气已动，所以大雁开始向北迁移。

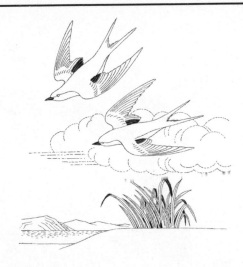

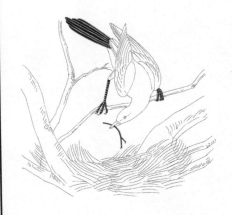

二候鹊始巢

二候天气寒冷，喜鹊也耐不住寒冷，不得不筑巢度过一个温暖的冬天。

三候雉始鸲

到了三候，野鸡接近四九时会感阳气的生长穿行于落叶枯枝中，在冰天雪地中寻找食物，不时地鸣叫，寻觅着自己的伙伴。

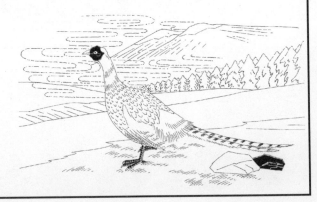

小寒花信风

一候梅花，二候山茶花，三候水仙花。

一候梅花

　　梅花又名春梅、红梅，通常在冬春季节开放。古人把松、竹、梅并称为岁寒三友，意指三种植物冬天都迎霜傲雪，同时精神赋予上表达了不畏强权的高尚节操。

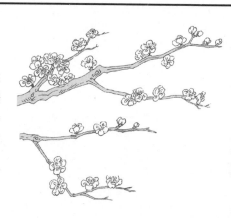

二候山茶花

　　山茶花，别名山茶、茶花、玉茗、耐冬等。一般开在寒冷的冬季，在百花凋零之际，这些品种不畏严寒，在冰雪中开得更美、更艳。

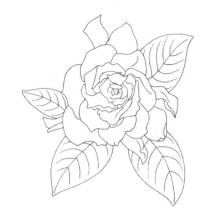

三候水仙花

　　水仙花素洁清雅，超凡大群，其"含香体素欲倾城"的香姿，"不许淤泥侵皓素"的品格，"不怕晓寒侵"的精神和只凭一勺水，到处生根发芽，迎春开放，而深受人们喜爱，视为吉祥如意、和平友好的象征。

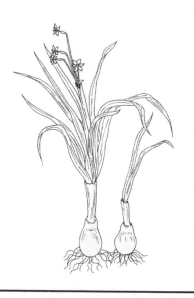

图解百姓天天养生丛书

梅花

宋·王安石

墙角数枝梅，凌寒独自开。
遥知不是雪，为有暗香来。

墙角有几枝梅花，正冒着严寒独自
盛开。远远地就知道洁白的梅花不是雪，
因为有梅花的幽香传来。

山园小梅

宋·林逋

众芳摇落独暄妍，占尽风情向小园。

疏影横斜水清浅，暗香浮动月黄昏。

霜禽欲下先偷眼，粉蝶如知合断魂。

幸有微吟可相狎，不须檀板共金樽。

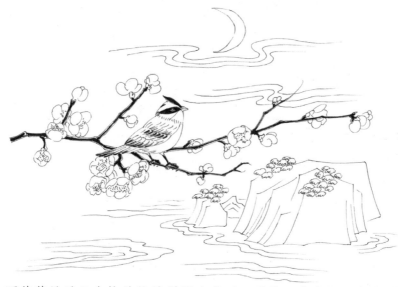

　　百花落尽后只有梅花绽放得那么美丽、明艳，成为小园中最美丽的风景。梅枝在水面上映照出稀疏的倒影，淡淡的芳香在月下的黄昏中浮动飘散。冬天的鸟儿要停落在梅枝上先偷偷观看，夏日的蝴蝶如果知道这梅花的美丽应该惭愧得死去。幸好可以吟诗与梅花亲近，既不需要拍檀板歌唱，也不用金樽饮酒助兴。

寒夜

宋·杜耒

寒夜客来茶当酒，竹炉汤沸火初红。

寻常一样窗前月，才有梅花便不同。

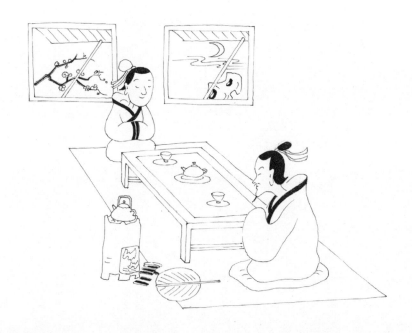

冬天的夜晚，来了客人，用茶当酒，吩咐小童煮茗，火炉中的火苗开始红了起来，水在壶里沸腾着，屋子里暖烘烘的。月光照射在窗前，与平时并没有什么两样，只是窗前有几枝梅花在月光下幽幽地开着，芳香袭人。这使得今日的月色显得与往日格外地不同了。

小寒十二月节

唐·元稹

小寒连大吕，欢鹊垒新巢。

拾食寻河曲，衔紫绕树梢。

霜鹰近北首，雉雊隐藂茅。

莫怪严凝切，春冬正月交。

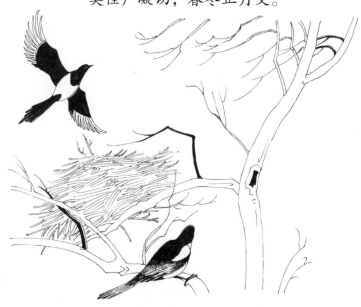

　　小寒时节对应着农历十二月，欢乐的喜鹊开始垒起新巢。它沿着弯弯的小河捡拾食物，一会又衔着紫枝，飞到它的新巢继续干活。霜风中飞翔的老鹰正向北方飞去，野鸡正躲在田间、河岸聚拢的茅草里，发出声声鸣叫。不要责怪严寒的天气来得太过急迫，春天和冬天就要在正月里交会呢。

驻舆遣人寻访后山陈德方家

宋·黄庭坚

江雨蒙蒙作小寒，雪飘五老发毛斑。

城中咫尺云横栈，独立前山望后山。

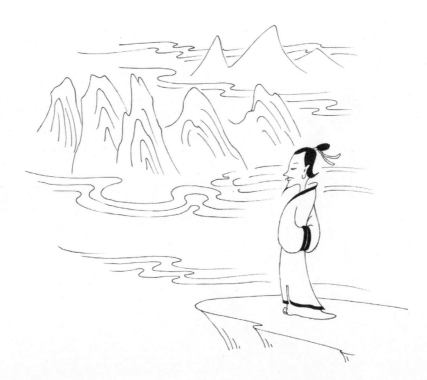

正是小寒时节，长江上冷雨一片迷茫，远处白雪皑皑的庐山五老峰，就像是五个须发斑白的老人一样；沉沉浓云低压在九江城头，我单独站立在庐山的前山遥望着后山，等待着前往后山去访寻的仆人与朋友一起回来。

天气农时

三九就在小寒时，防寒保温放首位

从冬至开始，每九天一个阶段，共九个阶段，称为九九，亦称数九。所谓"冬至白天短，开始数九寒"。小寒节气，天寒地冻。要注意防止越冬作物冬小麦和果树的冻害。

南方的柑橘、茶树、橡胶，非常怕冷，是重点保护对象。但若这时不冷，越冬作物有可能提早萌发，一旦发生春寒，就更容易发生冻害。

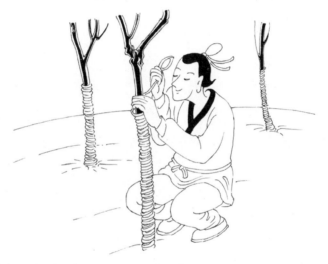

小寒节气北风多，气温低，下雪少，常出现干旱。农谚讲"麦吃腊月土"，说的是要在此时继续碾压麦田，防寒保苗，防止水分蒸发。同时，要给小麦施肥。天太冷，养殖、种植业都要把防寒保温放在首位。

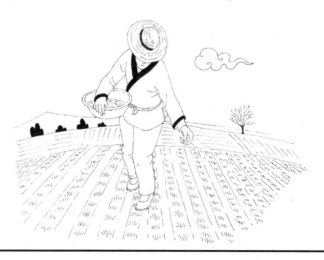

小寒主要民俗

吃腊八粥

小寒节气中有一项重要的民俗就是吃"腊八粥"。腊八粥用多种食材制作而成，这些食材大多都有补气养血、驱寒强身、生津止渴的功效。

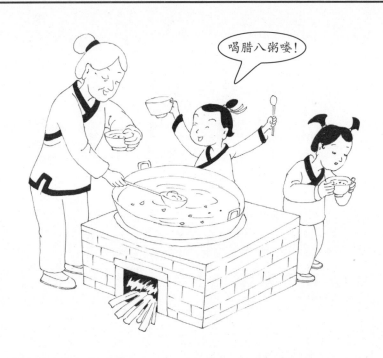

喝腊八粥喽！

小寒时节，做腊八粥是最有讲究的习俗。《燕京岁时记》中记载："腊八粥者，用黄米、白米、江米、小米、菱角米、栗子、红豇豆、去皮枣泥等，合水煮熟，外用染红桃仁、杏仁、瓜子、花生、榛穰、松子及白糖、红糖、琐琐葡萄，以作点染。"

常食此粥，有补中益气、补气养血、驱寒强身、生津止渴的功效。不过，因为糯米本身黏滞，不易消化，脾胃虚弱者要少食。

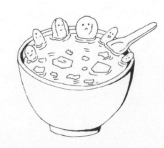

吃黄芽菜、吃糯米饭

据《津门杂记》记载，天津地区旧时有小寒吃黄芽菜的习俗。黄芽菜是天津特产，用白菜芽制作而成。

在广州，小寒早上有吃糯米饭的习俗。人们认为糯米含有的热量比大米高，在寒冷的冬天吃可以为身体提供足够的热量。

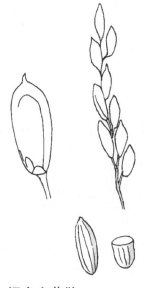

在以前冬天的时候，人们可以吃的蔬菜很少，黄芽菜在一定程度上弥补了冬日蔬菜的匮乏。

糯米，具有补中益气，健脾止泻，缩尿，敛汗，解毒的功效。主治脾胃虚寒泄泻，霍乱吐逆，消渴尿多，自汗，痘疮，痔疮。

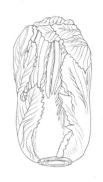

糯米山药散

功效：此方用于脾胃虚寒、久泻、饮食减少者，有很好的滋补作用。

原材料：糯米500克。山药50克，砂糖、胡椒粉各适量。

做法：糯米用水浸泡一夜后沥干，文火炒熟、磨筛，山药也研成细末；将糯米与山药拌匀，再根据个人口味加入适量的砂糖、胡椒粉即成。

用法：每日用小半碗开水冲服。

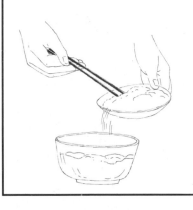

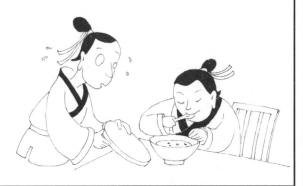

体育锻炼

　　自古以来，体育锻炼就是一种增强体质的好办法。在寒冷的冬天，多运动可以提高免疫力，减少生病的可能性。

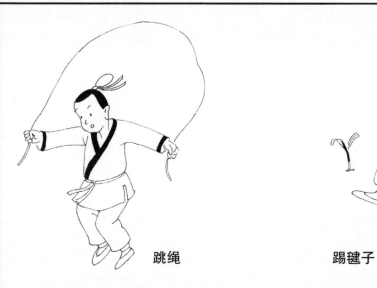

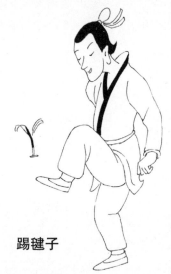

跳绳　　　　　　　　　踢毽子

　　俗话说，"小寒大寒，冷成冰团"。南京人在小寒季节里有一套具有有地域特色的体育锻炼方式，如跳绳、踢毽子、滚铁环、斗鸡等。如果正巧碰上下雪，许多人就会到外面打雪仗，堆雪人等。

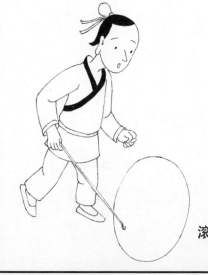

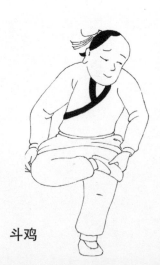

滚铁环　　　　　　斗鸡

画图数九

　　小寒节气最初起源于黄河流域，据说早年黄河流域的农家每逢小寒，家家时兴用"九九消寒图"来避寒养生。从冬至开始，每天描一个笔画，等到八十一天过后，这一幅九九消寒图就大功告成了。

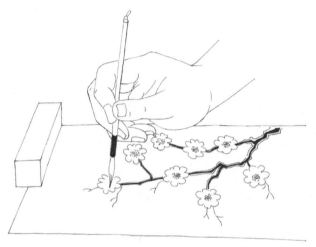

　　梅花版《九九消寒图》，折枝梅花，花瓣有八十一朵，每日用朱红填染一瓣，染完全部花瓣，九九足，红梅满枝生意盎然，春天已然来到。

数九歌

　　一九二九不出手，三九四九冰上走，五九六九沿河看柳，七九河开，八九雁来，九九加一九，耕牛遍地走。

待	柳	亭
春	珍	前
风	重	垂

　　文字版《亭前垂柳珍重待春风》九字，每字九画，每日用朱填红一画，时光流转，笔墨生香，等到把这九个字填成，八十一天悄然度过，春回大地。

小寒养生大攻略

小寒冰冻天，打响"保胃"攻坚战

三九病患多，须"三藏三补"

关节疼痛最难熬，调肾构筑防寒墙

痔疾复发苦难言，巧用偏方笑欢颜

痛经患者人消瘦，药酒、药浴解您忧

小寒冰冻天，打响"保胃"攻坚战

　　民谚常说"小寒大寒，冷成冰团"。此时人体的阳气是内敛的，胃的阳气自然也属于内敛状态，我们应提前采取措施，以防御风寒邪气损伤脾胃健康。

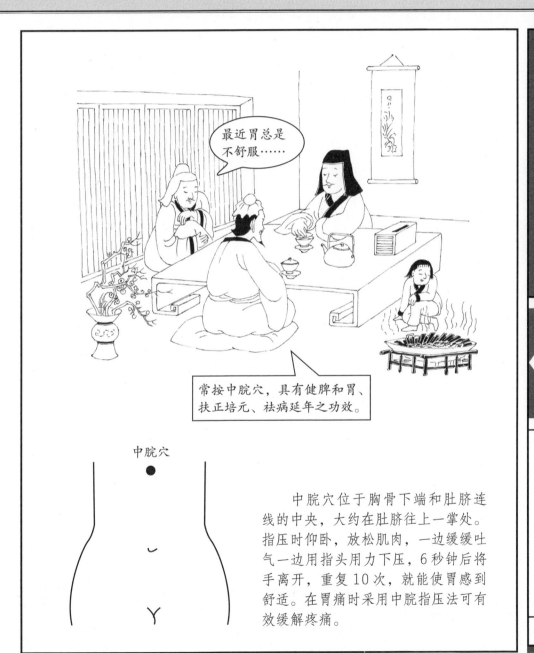

最近胃总是不舒服……

常按中脘穴，具有健脾和胃、扶正培元、祛病延年之功效。

中脘穴

　　中脘穴位于胸骨下端和肚脐连线的中央，大约在肚脐往上一掌处。指压时仰卧，放松肌肉，一边缓缓吐气一边用指头用力下压，6秒钟后将手离开，重复10次，就能使胃感到舒适。在胃痛时采用中脘指压法可有效缓解疼痛。

小寒吃粥最养胃

现代人饮食结构发生了变化，常食辛辣刺激之物，或酒肉不离席，会使脾胃的负担加重，对于大鱼大肉的消化不是很好。此时最明智的选择是吃顿粥品，养养自己的脾胃。

大枣粥	材料：大枣10枚，粟米100克，清水适量。 做法：将大枣洗净，去核；粟米洗净。入锅后加入适量清水，先用旺火煮沸后，再改用小火煮至粥成。 功效：补脾胃，益气血。适用于脾胃虚弱引起的面色苍白不华、食少泄泻、气血亏虚、心慌惊悸、贫血等病症
白术黄芪粥	材料：白术10克，黄芪15克，糯米100克。 做法：将白术、黄芪洗净后加适量水，先用武火烧开，后用文火煎煮20分钟，滤取汁，如此3次。合并3次滤汁，与糯米同煮成粥。 功效：补脾益气，养血安胎。适用于脾胃气虚、气不摄血而致气短乏力、倦怠神疲、纳少恶吐、倦怠神疲等病症
山药莲藕粥	材料：藕适量，粳米100克，山药50克，砂糖少许。 做法：将新鲜老藕、山药去皮，洗净，切成薄片；将粳米、砂糖一同放入砂锅内，煮成稀粥，即可服食。 功效：健脾开胃，益气止泻。适宜于年老虚弱、食欲缺乏、大便溏薄、热病后口干烦渴等病症。注：煮藕粥最好选用砂锅
当归补血粥	材料：黄芪30克，当归10克，粳米或糯米100克，红糖适量。 做法：将黄芪切片，与当归共煎，取汁去渣，再与洗净的粳米同放入砂锅，加水适量，共煮粥，加红糖调味。 功效：益气补血。适用于脾胃气血不足导致的月经先期、量多色淡、质地清稀、神疲倦怠、面色不华、气短心悸等病症
党参小米粥	材料：党参30克，升麻10克，小米50克。 做法：先煎党参、升麻，去渣取汁，然后放入小米，煮粥。 功效：益气升提。适用于脾胃气虚、清气下陷而致的子宫下垂、气短乏力、胃脘胀满等病症

人参升麻粥	材料：人参5~10克，升麻3克，粳米30克。 做法：先煎人参、升麻，去渣取药汁，后放粳米，煮粥。 功效：补益中气，升阳举陷。适用于气虚下陷所致的胃下垂、脱肛、少气懒言、心悸不宁、食欲缺乏、妇女气虚、月经量多、脉虚弱等病症
白术猪肚粥	材料：白术30克，槟榔10克，猪肚1具，生姜少量，粳米100克。 做法：猪肚洗净，切小块，同白术、槟榔、生姜煎煮，取汁、去渣，煮粥。可取出猪肚，蘸麻油、酱油佐餐。 功效：补中益气，健脾和胃。适用于脾胃虚弱、消化不良、不思饮食、倦怠少气、腹部虚胀、大便泄泻不爽等病症
白茯苓散	材料：茯苓、陈皮、党参、白术各30克，五味子、炙甘草各10克，草豆蔻、制半夏各15克。 做法：上药捣粗末，每次服10克，放入生姜2克，大枣3枚，煎服，每日服3次。 功效：健脾益气，和胃温中。适用于脾胃亏虚而致的神疲倦怠、身重懒言、嗳气便溏等病症
白术藿香汤	材料：白术、藿香各60克，丁香、茯苓、党参、制半夏、陈皮各30克，厚朴、炙甘草各15克，槟榔、前胡各20克。 做法：上药捣粗末，每次服10克，水煎，去渣，每日3次，空腹服。 功效：补脾和胃。适用于脾胃不和导致的纳少乏力、头晕心悸、口水清而多、大便不畅或咳嗽多等病症
陈皮苓夏汤	材料：陈皮、半夏、扁豆衣、苏梗、炒黄连各6克，炮姜炭、厚朴、春砂壳、木香各3克，茯苓、大腹皮各9克，焦薏苡仁12克。 做法：上药水煎、温服，每日1剂。 功效：健脾和胃。适用于胃炎、胃溃疡、胃息肉、嗳气痞满、纳少腹胀等病症

小寒时节，食补与药补

冬季是四季进补的最佳时机。冬季天寒，宜食温性食物。提起小寒时节进补，自古就有"三九补一冬，来年无病痛"的说法。冬令进补宜采用食补与药补相结合的方式，以温补为宜。

姜丝枸杞炒山药

材料： 山药350克，枸杞子30克，姜25克，植物油15毫升，盐、味精各2克。

做法： 山药去皮切片，沸水焯；枸杞子用水泡开；姜去皮切细丝。将锅内加植物油烧热，加姜丝炒香，即放入山药片炒，加入盐、味精和枸杞子炒熟即可。

功效： 健脾益胃，以利消化。

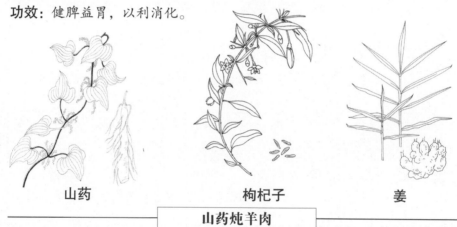

山药　　　　　　　枸杞子　　　　　　　姜

山药炖羊肉

材料： 番茄、山药各200克，羊肉400克，香菜30克，葱15克，植物油20毫升，料酒10毫升，味精、胡椒粉各2克，盐、花椒各3克，高汤1 000毫升。

做法： 将番茄、山药均去皮切滚刀块，油锅烧热后入花椒炸出香味，羊肉切条块，以沸水焯。将花椒捞出后将葱段煸炒，加入羊肉块翻炒，烹入料酒，加高汤、盐，烧沸改小火炖至八成熟，再入山药炖熟，再加入番茄块炖软，入味精、胡椒粉、香菜，最后淋少许花椒油即可。

功效： 补肾实虚。

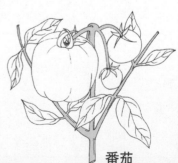

番茄

红参鹿茸饮

材料：鹿茸、红参各3克。丹参15克、大枣10枚。

做法：将鹿茸、红参研末，以丹参、红枣煎汤送服。

功效：益气养心。适用于老年人心跳缓慢、头晕、气短、乏力等。

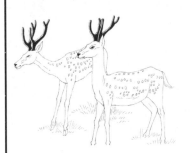
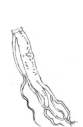
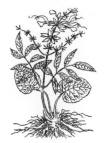
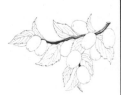

鹿茸　　　　　　　红参　　　　　　　丹参　　　　　　　大枣

党参核桃五味子饮

材料：核桃2枚，党参15克，五味子10克，南沉香（研末后下）7.5克，干蛤蚧（研末）1条。

做法：将上药水煎后冲服蛤蚧粉，分2次服用。

功效：治肾虚气喘。

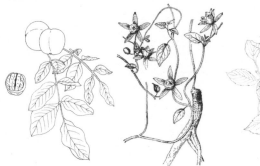
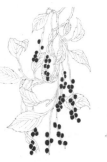

核桃　　　　　　　党参　　　　　　　五味子　　　　　　南沉香

小寒时节，经络调和脾胃

手部按摩：胃、脾、大肠反射区，三间穴、手三里穴。

胃、脾、大肠反射区
位于手掌面，第1、
第2掌骨之间的椭
圆形区域。

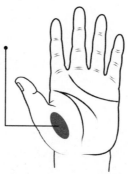

手三里穴
位于前臂背面桡侧，在
阳溪穴与曲池穴连线
上，肘横纹下2寸处。

三间穴
位于手背部，第2掌指关
节后缘桡侧，弯曲示指时
在其根部横纹靠近拇指指
侧的末端。

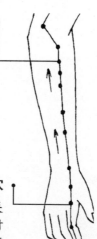

图解百姓天天养生丛书

健康顺时生活冬至小寒大寒篇

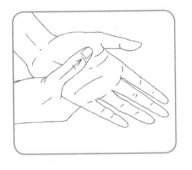

胃、脾、大肠反射区

以拇指指腹揉按胃、脾、大肠反射区5分钟，力度稍重，每日3次。

三间穴

以拇指点按三间穴5次以上，力度以产生酸痛为宜。稍停，再继续反复按压，持续3分钟。

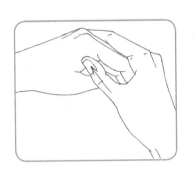

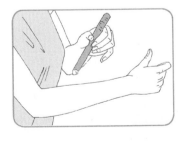

手三里穴

以艾条刺激手三里穴，持续10～15分钟。此法有改善消化不良、肠胃不适的效果。

注意：女性经期不宜使用此法。

耳穴刺激：全耳。

足部按摩：胃、胰、十二指肠、肝、胆囊、肾、输尿管、膀胱反射区。

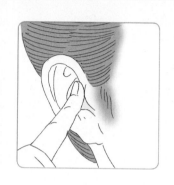

三角窝、耳甲艇、耳甲腔

以示指依次按摩三角窝、耳甲艇、耳甲腔，力度适宜。消化系统及泌尿系统的疾病按耳甲艇很有好处。心、肺及呼吸道疾病的防治按耳甲腔效果较好。

耳轮、耳屏、耳垂

以示指、拇指揉捏耳轮、耳屏及耳垂。力度适宜，以感觉发热为度，每次按摩2分钟，每日2～3次。

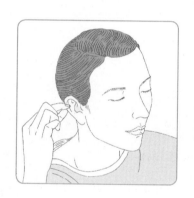

胆囊反射区

位于右足底，第3、第4跖骨体之间，距离第3、第4跖骨底部一拇指宽所形成的区域。

肝反射区

位于右足底，第4、第5跖骨体之间，肺反射区的后方。

肾反射区

位于双足底，中央人字形交叉后方中央凹陷处。

胃反射区

位于双足足底，第1跖趾关节后方（向足跟方向）约1横指幅度。

胰反射区

位于双足足底内侧，在胃和十二指肠反射区之间。

输尿管反射区

位于双足足底，肾反射区与膀胱反射区中间，呈线状分布。

膀胱反射区

位于内踝前下方，双足足底内侧，舟骨下方，展肌侧旁，呈弧状带分布。

胃、胰、十二指肠反射区

右手握足，左手示指弯曲，以示指近节指间关节为顶点施力，由足趾向足跟方向按摩胃、胰、十二指肠反射区各3～5分钟，按摩力度以反射区感到酸麻为宜。此法有刺激肠蠕动，调整肠功能的作用。

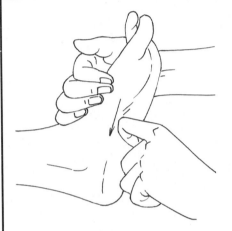

肝、胆囊反射区

右手握足，左手示指弯曲，以示指近节指间关节为顶点向深处按揉肝、胆囊反射区各3～4次，力度以反射区感到酸痛为宜。此法可增强肝功能和脾胃消化功能。

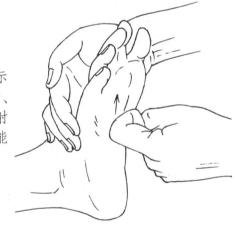

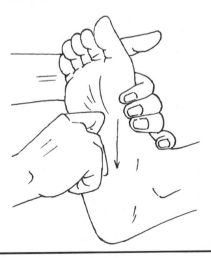

肾、输尿管、膀胱反射区

左手握足，右手示指弯曲，以示指近节指间关节为顶点施力，从足趾向足跟方向按摩肾、输尿管、膀胱反射区各4～6次。力度以反射区感到酸麻为宜。

经络养生，治疗慢性胃炎

手部按摩：胃反射区，三间穴。

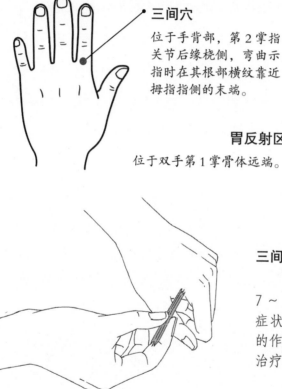

三间穴

位于手背部，第2掌指关节后缘桡侧，弯曲示指时在其根部横纹靠近拇指指侧的末端。

胃反射区

位于双手第1掌骨体远端。

三间穴

用发夹或牙签刺激三间穴7～15次。此法可缓解或减轻症状，达到缓解胃平滑肌痉挛的作用。如能配合反射区刺激，治疗效果会更好。

胃反射区

以拇指指腹推按胃反射区3～5分钟，推按力度均匀、缓和。力度大小以患者能耐受为宜。此法对增强肠胃功能有很好的治疗效果。

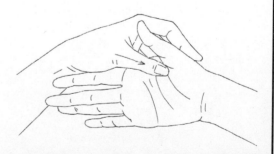

图解百姓天天养生丛书

健康顺时生活冬至小寒大寒篇

耳穴刺激：胃穴、脾穴、交感穴、肺穴。

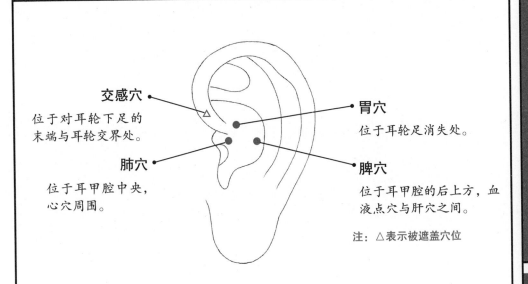

交感穴
位于对耳轮下足的末端与耳轮交界处。

肺穴
位于耳甲腔中央，心穴周围。

胃穴
位于耳轮足消失处。

脾穴
位于耳甲腔的后上方，血液点穴与肝穴之间。

注：△表示被遮盖穴位

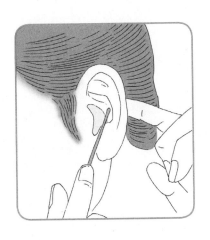

胃、脾、交感、肺穴
　　左手示指置于胃、脾、交感、肺穴，右手持按摩棒对准穴位各点按1～2分钟，力度由轻到重，以局部有胀热痛感为宜。每日1～2次。

足部按摩：胃、十二指肠、肾、输尿管、膀胱反射区，厉兑穴。

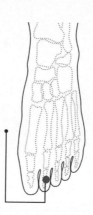

厉兑穴

位于足背，第2趾甲根处靠近第3趾一侧，距趾甲角旁约0.1寸。

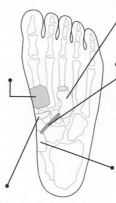

肾反射区

位于双足底，中央人字形交叉后方中央凹陷处。

输尿管反射区

位于双足足底，肾反射区与膀胱反射区中间，呈线状分布。

胃反射区

位于双足足底，第1跖趾关节后方（向足跟方向）约1横指幅度。

膀胱反射区

位于内踝前下方，双足足底内侧，舟骨下方，展肌侧旁，呈弧状带分布。

十二指肠反射区

位于双足足底，第1跖骨与楔骨关节方向（向足趾方向），胃及胰腺反射区的后方。

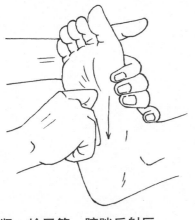

肾、输尿管、膀胱反射区

　　示指弯曲，以示指近节指间关节顶点施力，推按各反射区3～5分钟。操作时，腕部放松，以肘部为支点，前臂做主动摆动，带动腕部和手指做轻柔和缓的摆动或旋转，将力通过手指而达到所揉部位。

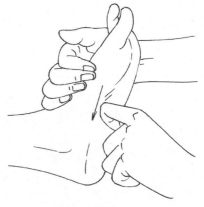

胃、十二指肠反射区

　　一手握足，另一手半握拳，示指弯曲，以示指近节指间关节顶点施力，力度适中，每反射区连续点按5次，连续进行3分钟。操作时，指掌要紧贴体表，用力稳健，速度缓慢均匀，沿着骨骼走向施行。

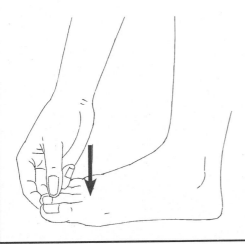

厉兑穴

　　以拇指指腹揉按厉兑穴7～10次，力度以感到酸痛为宜。厉兑穴是足阳明胃经的终止穴位，有醒脾健胃、理气止痛的效果。刺激此穴可促进脾胃之升清降浊和运化食物的功能，胃痛症状会减轻很多。

三九病患多，须"三藏三补"

三九天是一年中最寒冷的时段，此时万物敛藏，人体阳气也十分虚弱，所以补养阳气是至关重要的。专业中医师指出，三九天养生的一大诀窍就是"三藏三补"。

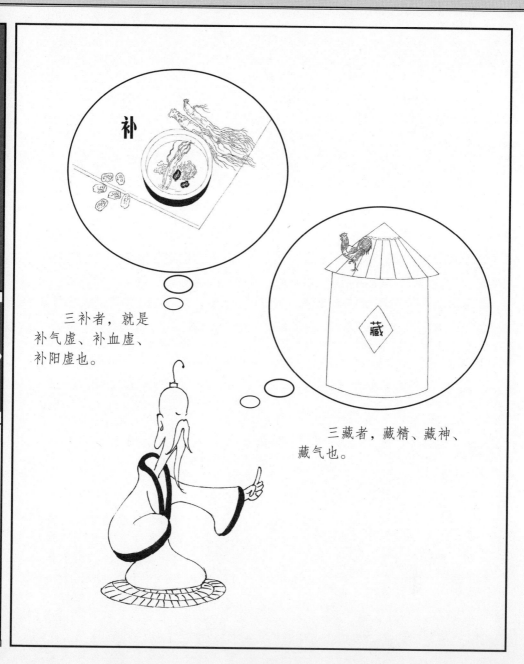

补

三补者，就是补气虚、补血虚、补阳虚也。

藏

三藏者，藏精、藏神、藏气也。

三藏者

三藏者，藏精、藏神、藏气也。

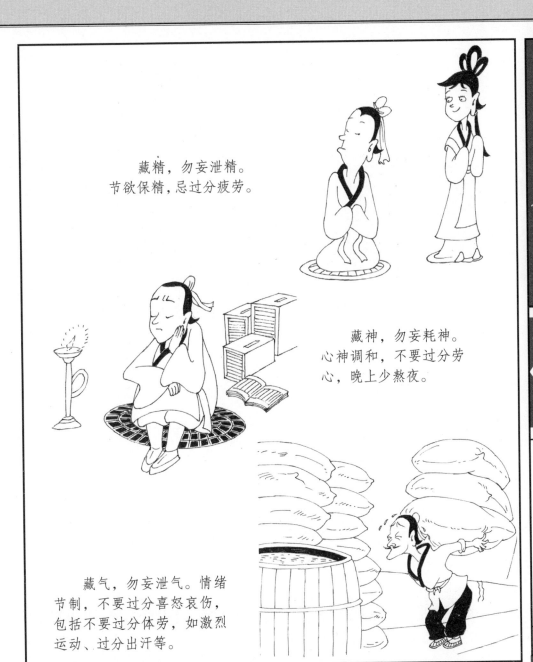

藏精，勿妄泄精。
节欲保精，忌过分疲劳。

藏神，勿妄耗神。
心神调和，不要过分劳
心，晚上少熬夜。

藏气，勿妄泄气。情绪
节制，不要过分喜怒哀伤，
包括不要过分体劳，如激烈
运动、过分出汗等。

三补者

三补者，就是补气虚、补血虚、补阳虚也。通过对气、血、阳的补充，达到未病先防的效果。同时，三补还有强身健体、养生之效。

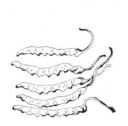

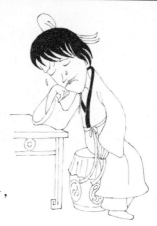

一补气虚：冬虫夏草5条，人参3～5克炖鸡。

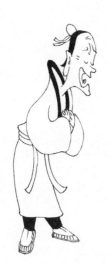

二补血虚：当归10克，炖生姜羊肉汤。

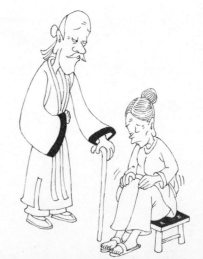

三补阳虚：多吃狗肉、羊肉。阳虚重者用制附片10克，猪肉，制附片先煮2小时，放入猪肉再煮1小时，喝汤吃肉。

三九寒天补阳法门

冬日慢节奏生活对人体的肾脏、阳气均有裨益。因此，三九寒天建议大家静养凝神，以达内心平和与情绪稳定。

慢节奏生活，控制情绪，凝气神。

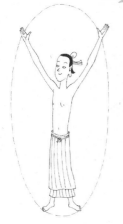

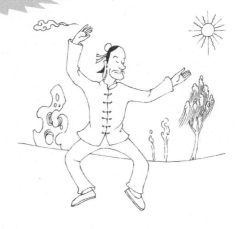

清晨，面向东方做深呼吸，让阳气从劳宫穴进入人体，直接生养人体的心肺；傍晚，背对夕阳，阳气从脑户穴进入人体，直接生养人体的肾脏。

此外，人们还可以多吃些鸡肉汤、牛羊肉汤、猪肉汤及黄鳝、韭菜等。

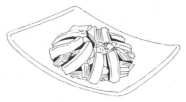

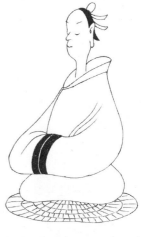

冬日慢节奏生活对我们的肾脏、阳气均有裨益。因此，三九寒天建议大家静养凝神，以达内心平和与情绪稳定。

走出冬天进补误区

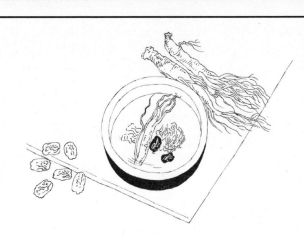

误区一：越贵越好

补品不是越贵越好，而是要看自身缺什么就补什么，关键是看自身哪项功能较差，再根据体质选择相应补品。

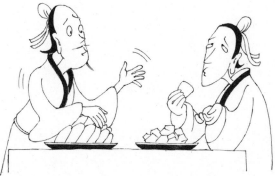

误区二：多多益善

过量进补会加重脾胃和肝负担，还会产生一些副作用，如过量服用参茸可引起腹胀、不思饮食等症状。

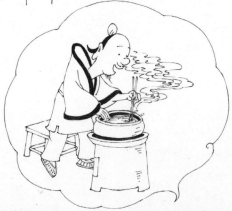

误区三：虚实不分

根据自身的体质选择补品。中医学认为虚者进补，不是虚症病人不宜进补，要辨证施补，进补前最好先咨询专业医生。

误区四：以药代食
误区五：进补单一
误区六：凡补必肉

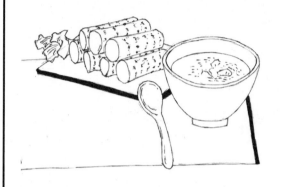

误区四：以药代食

药补不如食补，许多食物也有很强的滋补功效。像胡萝卜、山药、胡桃、黑芝麻、花生、大枣等都是进补的佳品。

误区五：进补单一

进补不能专服某一种补品，尤其是老年人，以免造成体内的营养失衡。不同的脏器要吃不同的进补食物，不同的季节，对保健药物和食物也有不同的需求。

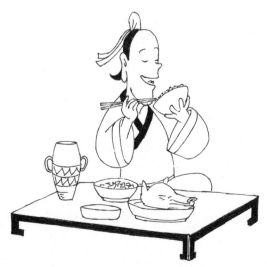

误区六：凡补必肉

由于油腻的食物不易消化和吸收，而且肉类在消化过程中产生过多的脂肪和糖类往往容易诱发心脑血管等疾病。所以，秋冬季在适当食用牛肉、羊肉进补的同时，不能忽视蔬菜和水果的摄入。

图解百姓天天养生丛书

第二章 小寒节气话养生

115

关节疼痛最难熬，调肾构筑防寒墙

小寒时节天气寒冷，因此人体阳气极易受损。当寒邪侵袭人体后，体内经脉拘急，气血运行不畅，肌肉及关节失去阳气的温煦及血液滋养，最终导致肌肉关节疼痛和麻痹。其包括风湿、类风湿、肩周炎、网球肘等。

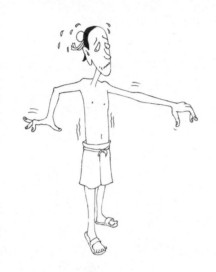

中医学认为，"寒性收引"，收引，即收缩牵引之意。"寒则气收"，寒邪侵袭人体，可使气机收敛，腠理闭塞，经络筋脉收缩而挛急；如寒袭经络关节，会致拘挛作痛、屈伸不利或冷厥不仁。

而"肾主骨"，"肾生骨髓"，髓藏在骨腔中以营养骨骼，骨骼得到充分滋养，则坚固有力。所以缓解关节疼痛要从保养肾入手。

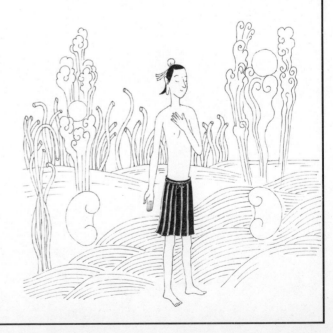

多管齐下治疗关节疼痛

饮食调养

茶饮调治

熏洗热敷疗治

饮食调养

取冬虫夏草5条，老雄鸭1只，黄酒、生姜、葱白、食盐各适量。将老鸭去毛、内脏，冲洗干净，入沸水中起沫捞出，将鸭头顺颈劈开，放入冬虫夏草，用线扎好，放入大钵中，加黄酒、生姜、葱白、食盐、清水适量，再将大钵放入锅中，隔水蒸约2小时，待鸭熟即可食用。

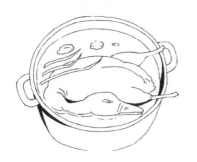

本方以冬虫夏草为主，助肾阳，益精血；以老鸭为辅，滋阴补虚。方中一偏于补阳，一偏于补阴，两者合用，共成补虚益精、滋阴助阳之权威药膳，对关节炎、腰肌劳损、韧带损伤等骨科疾病有很好的治疗效果。

茶饮调治

取防风、白芍各3克，菊花3～5朵，冰糖2块，泡茶饮用，不拘次数，能有效防治关节疼痛。

注：口干、口苦、舌黄者，加麦冬5克，黄芩3克，代茶饮，治疗效果颇佳。

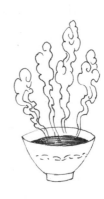

除以上方法外，关节炎患者还可以尝试炒盐热敷、用热水泡足等方法，或者学着自己按摩腿部，用手指在膝盖下方的凹陷处，每天坚持按摩，时间长了也可起到治疗效果。

经络按摩，治疗关节疼痛

　　手部按摩：肩关节、肘关节、髋关节、膝关节反射区，合谷穴。

肩关节反射区

位于第5掌指关节尺侧凹陷
处。手背部为肩前反射区，赤
白肉际处为肩中反射区，手掌
部为肩后反射区。

肘关节反射区

位于手背侧，第5掌骨体中部
尺侧处。

膝关节反射区

位于第5掌骨近端尺侧缘与腕
骨所形成的凹陷处。手背部为
膝前部，赤白肉际处为膝两侧
部，手掌部为膝后部。

合谷穴

位于手背，第1、
2掌骨间，当第2
掌骨桡侧的中点
处。

髋关节反射区

位于双手背侧，尺
骨和桡骨茎突骨面
的周围。

合谷穴

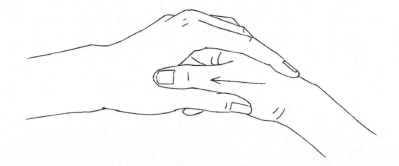

　　合谷穴是手部大肠经的重要穴位，经常以拇指指腹按摩
此穴3~5分钟，力度以感到酸痛为宜，有解表退热、理气止
痛、活血调肠的作用，对各关节的疼痛都有很好的治疗效果。

耳穴刺激：耳尖。

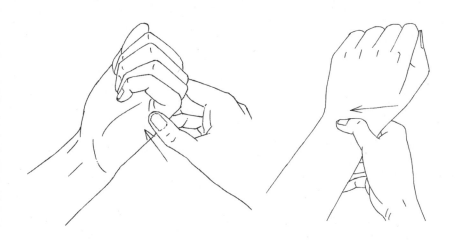

肩关节、肘关节、髋关节、膝关节

经常按揉手上相应反射区 5～10 分钟，能有效防治关节疼痛或活动不利。如果与足部反射区配合按摩，效果会更好。

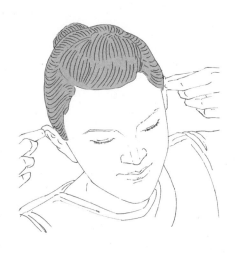

耳尖

用双手示指、拇指夹捏耳郭尖端，用力向上揪、揉、捏、摩擦，力度稍重，揉至局部发热、发红为止。反复做 20 次左右，能疏通经络、调理脏腑，达到防病治病的目的。

足部按摩：肩、肩胛骨、肘关节、髋关节、膝关节反射区。

髋关节反射区

包括双足足内侧内踝下缘及足外侧外踝下缘，共 4 个位置。

膝关节反射区

位于双足外侧骰骨与跟骨前缘所形成的凹陷处。

肩胛骨反射区

位于双足足背，第 4、5 跖骨之间延伸到骰骨的一带状区。

肘关节反射区

位于双足外侧，第 5 跖骨粗隆凸起的前、后两侧。

肩反射区

位于双足足底外侧，第 5 跖趾关节处。

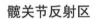

肩反射区

右手扶握足尖，左手示指弯曲，以示指近节指间关节为顶点施力按摩肩反射区 3 ~ 4 次，力度以反射区有酸胀感为宜。

肩胛骨反射区

以双手拇指指腹沿足趾向足背的方向用力推按，至骰骨处向左右分开，重复3次。或者是双手拇指指端由外向内按摩3~4次。

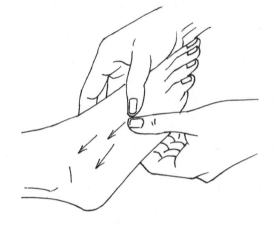

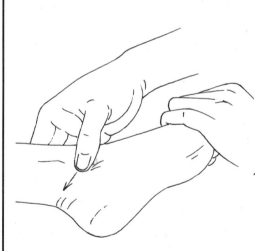

髋关节反射区

左手握足，以右手拇指指端施力，沿内踝、外踝下缘，由前向后推按髋关节反射区4~5次，力度以反射区感到酸痛为宜。

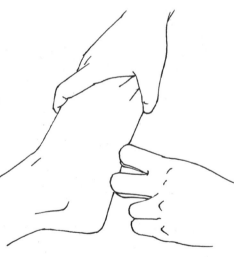

膝关节、肘关节

右手扶握足尖，左手示指、中指弯曲，以示指及中指近节指间关节在反射区施力定点按摩3~4次，力度以反射区感到酸痛为宜。

按摩手耳足，治疗肩周炎

手部按摩：肩关节反射区。

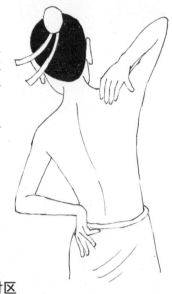

肩周炎是以肩关节疼痛和活动障碍为主要症状的常见病症。早期肩关节呈阵发性疼痛，常因天气变化及劳累而诱发，以后逐渐发展为持续性疼痛，并逐渐加重，昼轻夜重，夜不能寐，不能向患侧卧位，肩关节向各个方向的主动和被动活动均受限。

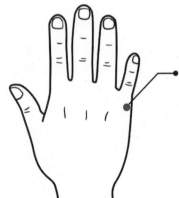

肩关节反射区

位于第5掌指关节尺侧凹陷处。手背部为肩前反射区，赤白肉际处为肩中反射区，手掌部为肩后反射区。

肩关节反射区

以拇指指腹按摩肩关节反射区3～5分钟，力度以感到酸痛为宜，能改善肩关节周围的血液循环，起到行气、活血、止痛的作用。坚持使用此法按摩，可以缓解肩颈酸痛。

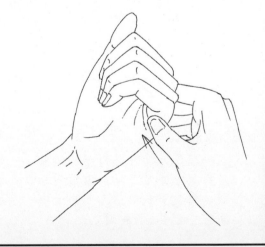

耳穴刺激：耳郭。

足部按摩：颈项、肩、肩胛骨、斜方肌反射区，隐白穴、至阴穴。

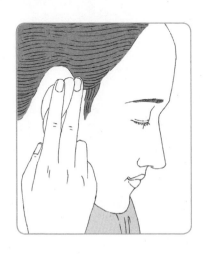

耳郭

　　双手掌心摩擦发热后，按摩耳郭腹面，再将耳郭向前折，用双手示指、中指夹住耳郭进行按摩，先上后下，反复按摩5～10次，力度稍重，揉至全耳发热、发红为止。经常按摩耳郭，能促进耳部血液循环，提高机体的免疫力，帮助全身功能的恢复。

肩反射区

位于双足足底外侧，第5跖趾关节处。

斜方肌反射区

位于双足足底。在眼、耳反射区后方，成一横带状。

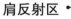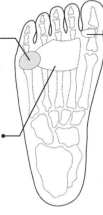

颈项反射区

位于双中足蹞趾根部内侧横纹尽头处。右侧颈项的反射区在左足，左侧颈项的反射区在右足。

隐白穴

位于足蹞趾末节内侧，距趾甲角旁约0.1寸。

至阴穴

位于足小趾末节外侧，距趾甲旁约0.1寸。

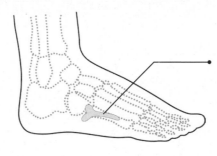

肩胛骨反射区

位于双足足背，第4、5跖骨之间延伸到骰骨的一带状区。

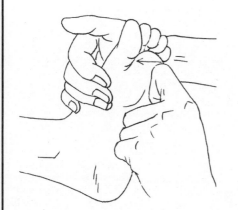

肩、肩胛骨、斜方肌反射区

找准肩、肩胛骨、斜方肌反射区，用示指近节推按每个反射区100次，力度以感到酸痛为宜。此法有健脾通血、补中益气的功效，可舒缓肩颈部肌肉。

颈项反射区

左手握足，右手以拇指指腹按压施力，沿着足蹬趾根部，从外向内旋转3～5次，力度大小以反射区产生酸胀为度。

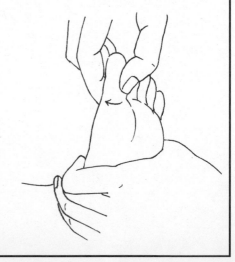

隐白穴

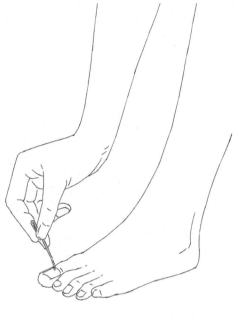

用发夹刺激脾经上的隐白穴7~15次，每日1次，力度以感到酸痛为宜。此法有利于舒缓肩颈部肌肉紧张状态。

至阴穴

用发夹刺激膀胱经上的至阴穴7~15次，每日1次，力度以感到酸痛为宜。此法可加速身体废弃物的排泄，有效缓解肩颈部酸痛。

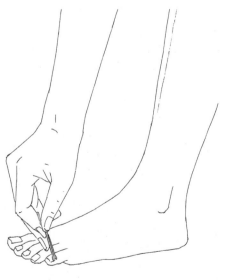

艾灸，治疗肩周炎

风寒阻络选穴：肩髃、肩贞、臂臑、外关、中渚。

气血瘀滞选穴：肩髃、肩贞、臂臑、手三里、外关。

将新鲜的老姜，切成厚0.2～0.5厘米片状，上置如黄豆大小艾炷，中间用三棱针穿刺数孔。待患者有局部灼痛感时，略略提起姜片，或更换艾炷再灸。一般每穴灸9壮，每日或隔日1次，10次为一疗程，应长期施灸直至症状控制后可以不拘时施保健灸。

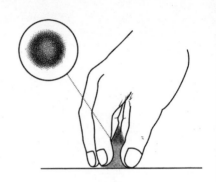

艾灸隔姜灸

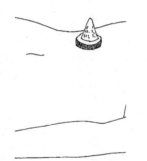

风寒阻络

【主要症状】肩部疼痛，痛感牵制肩背、背部，使得关节活动轻度受限，恶风畏寒，遇到风寒则疼痛感会加剧，在温暖的地方则疼痛感会缓解，或伴有头晕耳鸣，口淡不渴，舌淡、苔白，脉浮紧。

【病因分析】外来的风寒侵入肌表，或者是直入关节经络，导致肩背部疼痛，头晕，关节疼痛，此为风寒阻络之证。

气血瘀滞

【主要症状】肩部剧烈疼痛，痛如针刺，痛处固定不移，到了夜间有明显加重的迹象，肩关节活动明显受阻，局部会出现肿胀、青紫，舌暗有斑点、苔白，脉弦涩。

【病因分析】因伤后瘀血阻滞经络，可出现肩背疼痛，此为气血瘀滞之证。

风寒阻络：此法对风寒阻络型肩周炎的肩部疼痛，恶风畏寒，头晕耳鸣等症状有明显的治疗作用，施灸后肩部疼痛明显减轻。

气血瘀滞：对气血瘀滞型肩周炎施以艾灸，能调和阴阳，温通经络，驱散寒邪，行气活血，消瘀散结。

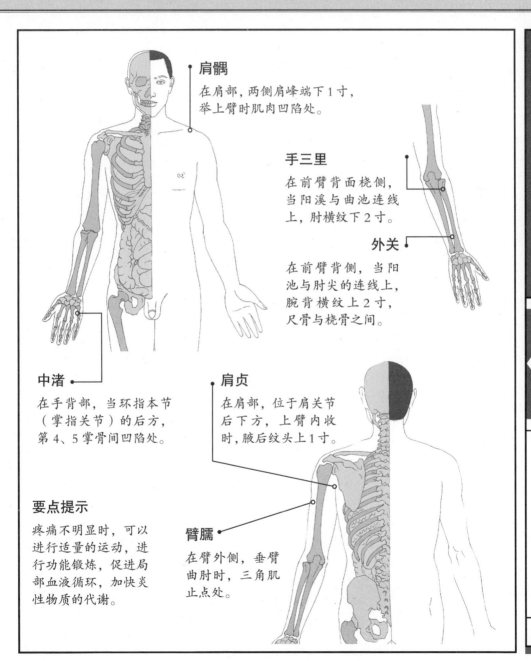

肩髃

在肩部，两侧肩峰端下1寸，举上臂时肌肉凹陷处。

手三里

在前臂背面桡侧，当阳溪与曲池连线上，肘横纹下2寸。

外关

在前臂背侧，当阳池与肘尖的连线上，腕背横纹上2寸，尺骨与桡骨之间。

中渚

在手背部，当环指本节（掌指关节）的后方，第4、5掌骨间凹陷处。

肩贞

在肩部，位于肩关节后下方，上臂内收时，腋后纹头上1寸。

要点提示

疼痛不明显时，可以进行适量的运动，进行功能锻炼，促进局部血液循环，加快炎性物质的代谢。

臂臑

在臂外侧，垂臂曲肘时，三角肌止点处。

痔疾复发苦难言，巧用偏方笑欢颜

中医学认为，痔的发病不单纯是局部因素，更主要的是由于人体阴阳失调，加之外感、内伤、六淫、七情等因素所致。《金匮要略》记载："小肠有寒者，其人下重便血，有热者，必痔。"可见感受寒邪、热邪均可发生痔疾。

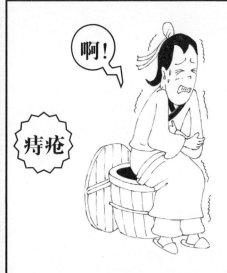

啊！

痔疮

小寒是一年中最冷的日子，为了抵御严寒，除穿上厚厚的棉衣以外，许多人习惯吃火锅暖身。但这些辛辣刺激的食物，会引起内脏及肛周血管扩张，引发痔等肛肠疾病。

另外，多食生冷寒凉，可损伤脾胃阳气，因寒湿发生腹痛泄泻，偏食辛温燥热，可使胃肠积热，出现口渴、腹满胀痛、便秘，最终酿为痔。

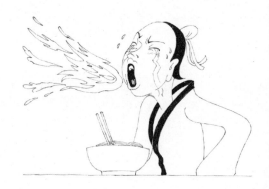

中医学认为，肛门周围有物突出，肛周疼痛，甚至便时出血者，是为痔，其生于肛门之外者，称外痔；生于肛门之内者，称内痔；内外皆有，称混合痔。若痔溃烂，日久不愈，在肛周发生瘘管，管道或长或短，或有分支或通入直肠，称肛瘘。肛门有裂口，疼痛，便时流血，称肛裂。热邪聚肛门，气血壅滞，则酿生痔。

穴位按摩治疗痔

　　背部的会阳、长强二穴是治疗痔的特效穴。痔是肛门周围的静脉丛瘀血所引起，而按摩会阳和长强穴可促进肛门周围的血液循环并排出瘀血，因此，此二穴一定要重点按压，反复刺激。此外，三焦俞是控制血液循环的三焦之腑，刺激此穴，对痔也有明显的疗效。

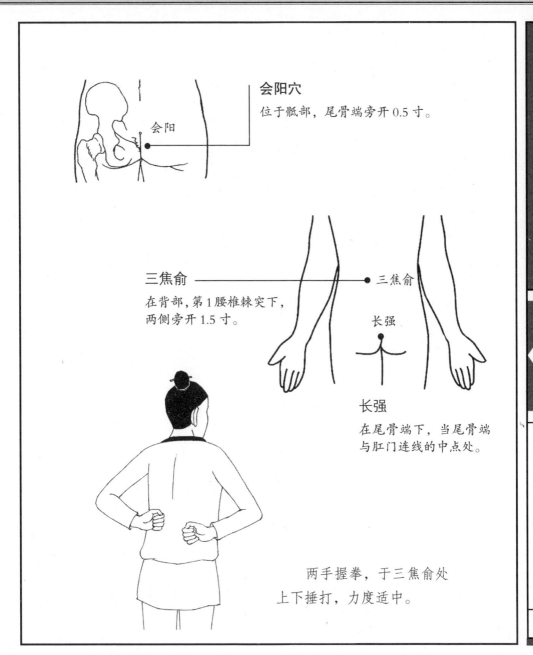

会阳穴

位于骶部，尾骨端旁开0.5寸。

三焦俞 ———— 三焦俞

在背部，第1腰椎棘突下，两侧旁开1.5寸。

长强

长强

在尾骨端下，当尾骨端与肛门连线的中点处。

两手握拳，于三焦俞处上下捶打，力度适中。

手耳足按摩治疗痔

手部按摩：会阴点、大肠点。

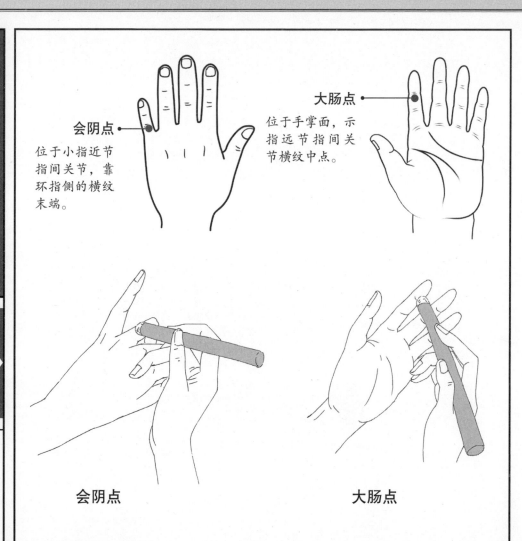

会阴点

位于小指近节指间关节，靠环指侧的横纹末端。

大肠点

位于手掌面，示指远节指间关节横纹中点。

会阴点

大肠点

会阴点、大肠点

以艾条刺激会阴点、大肠点各 3 ~ 5 分钟，刺激的时间长短以承受能力为限，或以反射区的胀痛感何时消失来决定。坚持此法可防止痔的复发。

耳穴刺激：交感穴、心穴、肝穴、皮质下穴。

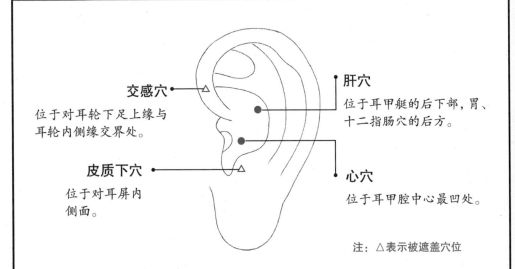

交感穴
位于对耳轮下足上缘与耳轮内侧缘交界处。

皮质下穴
位于对耳屏内侧面。

肝穴
位于耳甲艇的后下部，胃、十二指肠穴的后方。

心穴
位于耳甲腔中心最凹处。

注：△表示被遮盖穴位

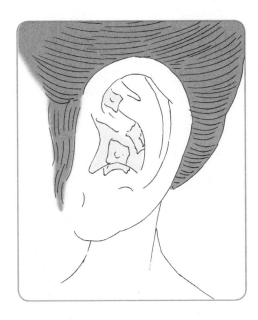

交感穴、心穴、肝穴、皮质下穴

　　先用医用药棉对以上耳穴部位进行消毒，再以医用胶布（0.5厘米见方），将小米粒贴于上述耳穴。边贴边按摩，每一穴按压30秒左右，力度稍重，揉至耳部有热痛感为止。保留压贴物，每日按压贴压部位3～5次。贴敷物每3日更换1次，7日为1个疗程。

足部按摩：金门穴、足通谷穴。

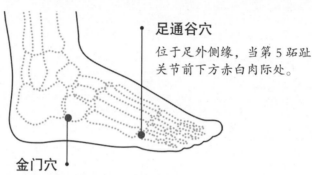

足通谷穴
位于足外侧缘，当第 5 跖趾
关节前下方赤白肉际处。

金门穴
位于足外侧，当踝前缘直下，
骰骨下缘处，或第 5 跖骨粗隆
后上方的凹陷中。

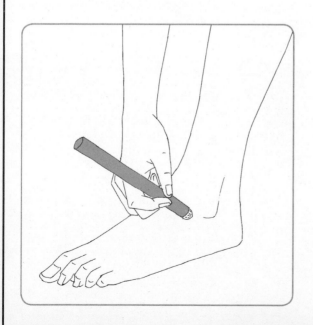

金门、足通谷
　　用艾灸的方法刺激金
门、足通谷穴，每穴 3～5
分钟。刺激的时间长短可
以承受能力来决定，或以
反射区的胀痛感消失为
度。这 2 个穴位都属于足
太阳经，主治泌尿生殖系
统、循环系统、消化系统
的疾病。

方1	【组成】葱白、葱须各适量。 【制法】用葱白葱须煮浓汤，置盆中坐浴。 【主治】痔痛
方2	【组成】葱叶、桃叶各适量。 【制法】葱叶、桃叶研粗末，水煎浓汁，趁热熏洗，每日2~3次。 【主治】肛漏、痔疮
方3	【组成】葱、蜂蜜各适量。 【制用法】将葱捣如泥，以蜂蜜调和如糊状，敷痔上。 【主治】痔疮
方4	【组成】葱白适量。 【制用法】将葱白洗净切段，入锅煮汤，熏洗患部。 【主治】肠痔下血
方5	【组成】干大蒜梗20根。 【制用法】用大蒜根煎汤，温热熏洗并坐浴。 【主治】痔疮
方6	【组成】大蒜心30克，棉花籽120克。 【制用法】将大蒜心和棉花籽入锅煎汤，趁热倒盆中，令患者坐盆先熏后洗。 【主治】内外痔
方7	【组成】紫皮独头蒜10头，大椒60粒，豆豉120克。 【制用法】大蒜去皮，同大椒、豆豉共捣烂，做丸如弹子大，空腹嚼1丸，盐汤送服，每日3次。 【主治】痔漏下血不止
方8	【组成】陈蒜瓣子60克，独头蒜4~5个。 【制用法】独头蒜去皮，同陈蒜瓣子入锅，加两碗水煎之，先熏后洗患处。 【主治】外痔

痛经患者人消瘦，药酒、药浴解您忧

月经是成熟女性的"钟摆"，但对于有些女性而言，每到经期前后或行经期间就会出现周期性下腹部疼痛，真是叫人苦不堪言。中医学认为，痛经发生的原因主要有两种，一是虚证，即"不荣则痛"，是由于气血虚弱或肝肾亏损造成的。二是实证，即"不通则痛"。

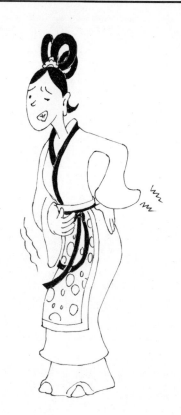

寒则凝，温则行：温暖夏季流水潺潺，严寒冬季滴水成冰。人体内的气血犹如自然界的河流，同样也需"流动"，如果气血运行不畅，就会形成血瘀痛经。

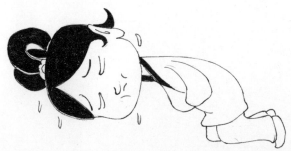

宫寒痛经：正确的办法应该是增强子宫和周边重要脏器——肾的阳气，然后利用具有温热效能的阳气来感化寒冷，才能根治这类痛经。

多管齐下防痛经

　　药酒疗法：理气活血、调经养血。

　　药浴泡脚：缓解痛经，还能祛斑、祛痘、去皱。

　　按摩合谷穴：镇痛调经。

药酒疗法

材料：取当归30克，红花20克，丹参、月季花各15克，米酒1 500毫升。

做法：将上述4味药材研成细末，装入白纱布袋内；放进干净的器皿中，倒入米酒浸泡，封口；7日后开启，去掉药袋，澄清后即可饮用。

功效：具有理气活血、调经养血的功效。主治月经不调、痛经等症。

药浴泡脚

材料：取青皮、乌药、益母草各30克，川芎、红花各10克。

做法：加入约2升水、50毫升左右醋，大火煮开，再用小火煎煮30分钟，等药冷却至50℃时连渣倒入盆中，以此药液泡脚30分钟。

功效：缓解痛经，还能祛斑、祛痘、去皱。坚持15天。

按摩合谷穴

穴位：合谷穴及小腹。

方法：双手交握，按压合谷穴，这个穴位镇痛效果好，而且动作较小，避免尴尬。此外，双手叠加置于小腹中间，慢慢按压腹部，以腹部产生温热为度。

功效：此法能够增加腹腔血液流动，促进小腹内微循环，具有镇痛调经的作用。

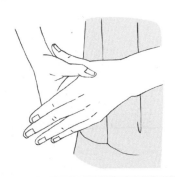 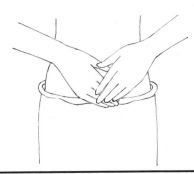

手耳足按摩治疗痛经

手部按摩：合谷穴、内关穴。

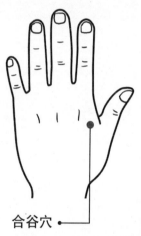

合谷穴

位于手背，第1、2掌骨间，当第2掌骨桡侧的中点处。

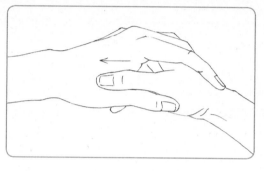

合谷穴

痛经剧烈时，以拇指指腹掐按合谷穴20～30次，可以起到很好的止痛作用。

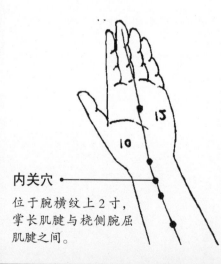

内关穴

位于腕横纹上2寸，掌长肌腱与桡侧腕屈肌腱之间。

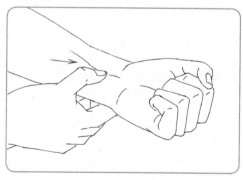

内关穴

痛经剧烈时，以拇指指腹推按内关穴约30次，可以起到很好的止痛作用。如果能在经前1周开始按摩此穴，连续3个月为1个疗程，经过1～2个疗程，痛经可基本治愈。

耳穴刺激：内生殖器穴、内分泌穴、交感穴、神门穴。

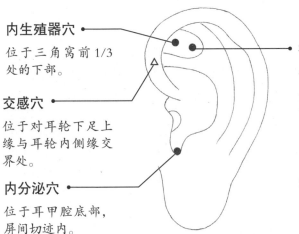

内生殖器穴
位于三角窝前1/3
处的下部。

交感穴
位于对耳轮下足上
缘与耳轮内侧缘交
界处。

内分泌穴
位于耳甲腔底部，
屏间切迹内。

神门穴
位于三角窝内，对耳轮
上、下足分叉处稍上方，
即盆腔穴的内上方。

注：△表示被遮盖穴位

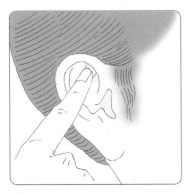

内生殖器穴、内分泌穴、交感穴、神门穴

　　找准内生殖器、内分泌、交感、神门穴，
以示指指腹按摩至出现胀痛、灼热感为止。
两耳交替进行，每日按摩3～5次，隔日
交换1次。除了按摩，还可对上述穴位进
行贴压。

足部按摩：三阴交穴、水泉穴、大敦穴。

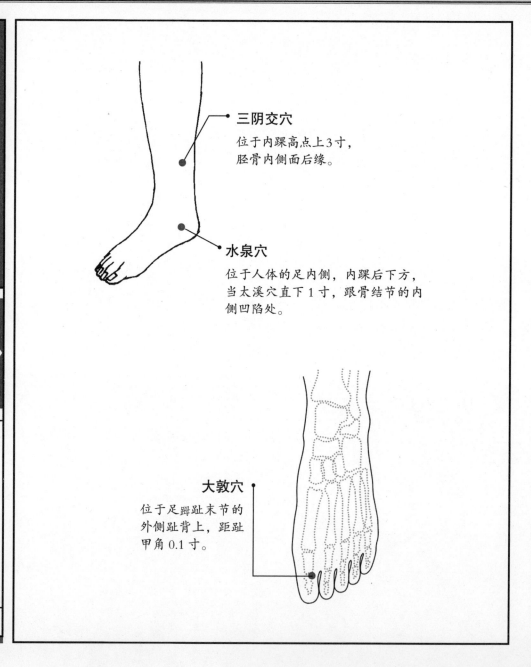

三阴交穴
位于内踝高点上3寸，
胫骨内侧面后缘。

水泉穴
位于人体的足内侧，内踝后下方，
当太溪穴直下1寸，跟骨结节的内
侧凹陷处。

大敦穴
位于足姆趾末节的
外侧趾背上，距趾
甲角0.1寸。

三阴交

痛经发作时，以拇指推按三阴交穴3～5分钟，就能有效缓解痛经。

月经期间不要强烈刺激此穴，否则可能引起经血增多。

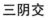

水泉穴

经常以拇指揉按水泉穴3～5分钟，对治疗痛经也有很好的效果。

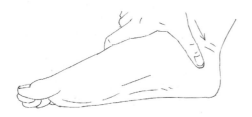

大敦穴

每日用电吹风温和刺激大敦穴，对防治痛经也有很好的疗效。

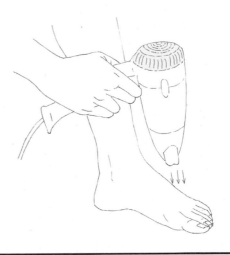

手耳足按摩治疗月经不调

手部按摩：生殖腺、肾点反射区。

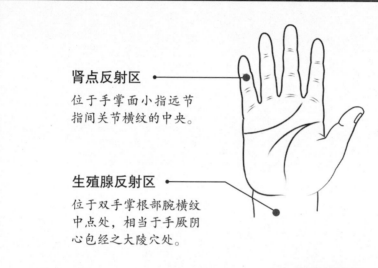

肾点反射区
位于手掌面小指远节指间关节横纹的中央。

生殖腺反射区
位于双手掌根部腕横纹中点处，相当于手厥阴心包经之大陵穴处。

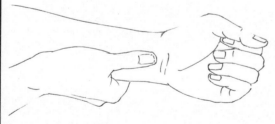

生殖腺反射区

以拇指指腹揉按生殖腺反射区，每区揉按 3～5 分钟，着力由小渐大，再由大渐小，均匀持续地做旋转回环。此法可调节控制月经周期的神经反射系统，使月经规律。

肾点反射区

以拇指指腹揉按、点按小指上的肾点 7～15 分钟，力度适中。此法可调节内分泌，改善月经不调症状，使月经恢复正常。

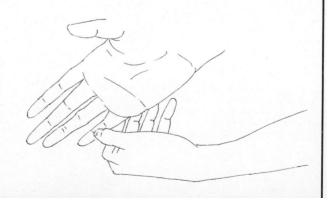

耳穴刺激：缘中穴、内分泌穴、内生殖器穴。

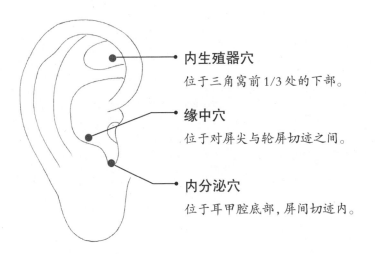

内生殖器穴
位于三角窝前1/3处的下部。

缘中穴
位于对屏尖与轮屏切迹之间。

内分泌穴
位于耳甲腔底部，屏间切迹内。

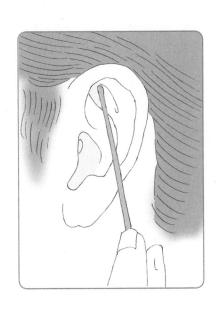

缘中穴、内分泌穴、内生殖器穴

以棉棒依次点按内生殖器穴、缘中穴、内分泌穴，每穴点按1～2分钟，一压一松，力度先缓后重，直揉至耳郭发红并有热感为止，每日1次。

足部按摩：三阴交穴、太溪穴、太冲穴。

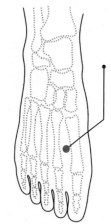

太冲穴

位于足背，第 1、2 跖骨结合部之前凹陷中。用手轻轻抚摸姆趾与第 2 趾的骨骼，在其交汇处的最高点有一凹陷处，即为太冲穴。

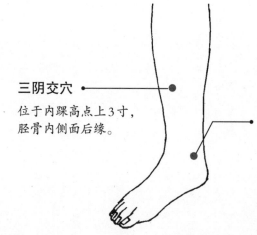

三阴交穴

位于内踝高点上3寸，胫骨内侧面后缘。

太溪穴

位于足内侧，内踝后下方，内踝尖与跟腱之间凹陷中。

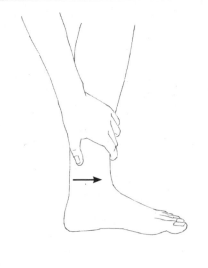

三阴交

　　三阴交穴是治疗月经不调的特效穴位，按摩此穴可选择以左手拇指指腹揉捻法，1分钟后再换右手拇指指腹继续按揉，揉至有酸胀感为止。

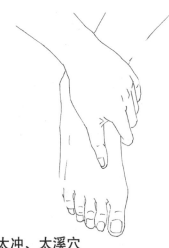

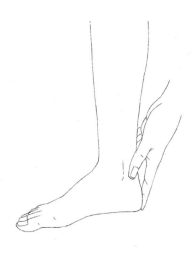

太冲、太溪穴

　　在行经前7～10天，每天将示指扶住足跟，拇指放在太溪穴处按摩，按揉力度以局部胀痛为宜，时间控制在3～5分钟，次数以3～4次为宜；再以同样的手法按摩太冲穴，每次3～5分钟，每日2次，10日为1个疗程。

　　注意：经期勿按摩，以免引起经量增多。

艾灸治疗痛经

气滞血瘀选穴：行间、气海、三阴交、血海。

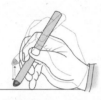

艾条雀啄灸

将艾条燃着端对准所选穴位，采用类似麻雀啄食般的一起一落忽近忽远的手法施灸，给予较强烈的温热刺激。一般每次灸治10～15分钟。每日1次，最好在每次月经来之前的一个星期开始施灸，两次月经之间也可施灸，月经来时停灸。

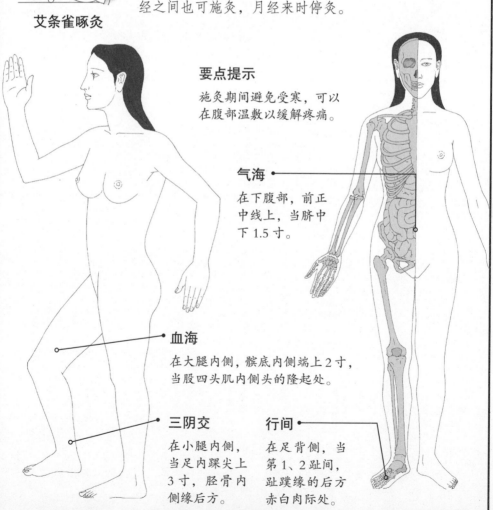

要点提示

施灸期间避免受寒，可以在腹部温敷以缓解疼痛。

气海

在下腹部，前正中线上，当脐中下1.5寸。

血海

在大腿内侧，髌底内侧端上2寸，当股四头肌内侧头的隆起处。

三阴交

在小腿内侧，当足内踝尖上3寸，胫骨内侧缘后方。

行间

在足背侧，当第1、2趾间，趾蹼缘的后方赤白肉际处。

图解百姓天天养生丛书

健康顺时生活冬至小寒大寒篇

气血虚弱选穴：脾俞、肾俞、足三里、关元。

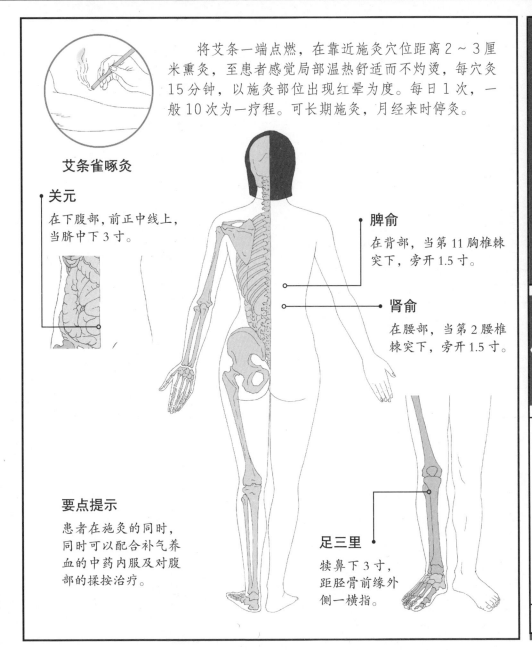

将艾条一端点燃，在靠近施灸穴位距离 2 ~ 3 厘米熏灸，至患者感觉局部温热舒适而不灼烫，每穴灸15 分钟，以施灸部位出现红晕为度。每日 1 次，一般 10 次为一疗程。可长期施灸，月经来时停灸。

艾条雀啄灸

关元

在下腹部，前正中线上，当脐中下 3 寸。

脾俞

在背部，当第 11 胸椎棘突下，旁开 1.5 寸。

肾俞

在腰部，当第 2 腰椎棘突下，旁开 1.5 寸。

要点提示

患者在施灸的同时，同时可以配合补气养血的中药内服及对腹部的揉按治疗。

足三里

犊鼻下 3 寸，距胫骨前缘外侧一横指。

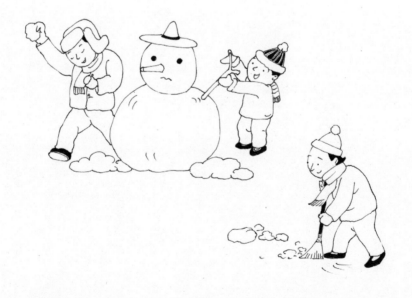

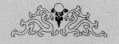

第三章

大寒节气话养生

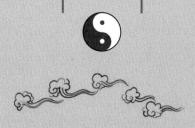

大寒节气思维导图

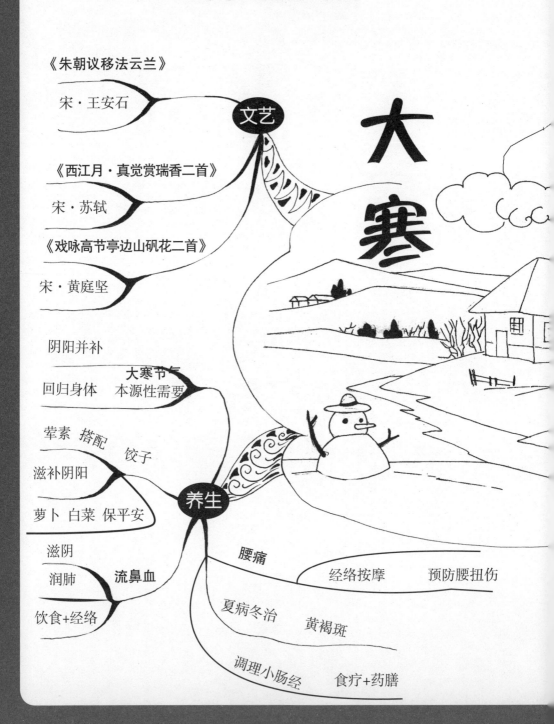

《朱朝议移法云兰》

宋·王安石

《西江月·真觉赏瑞香二首》

宋·苏轼

《戏咏高节亭边山矾花二首》

宋·黄庭坚

文艺

大

寒

阴阳并补

回归身体

大寒节气
本源性需要

荤素 搭配 饺子

滋补阴阳

萝卜 白菜 保平安

滋阴

润肺 流鼻血

饮食+经络

养生

腰痛

经络按摩 预防腰扭伤

夏病冬治 黄褐斑

调理小肠经 食疗+药膳

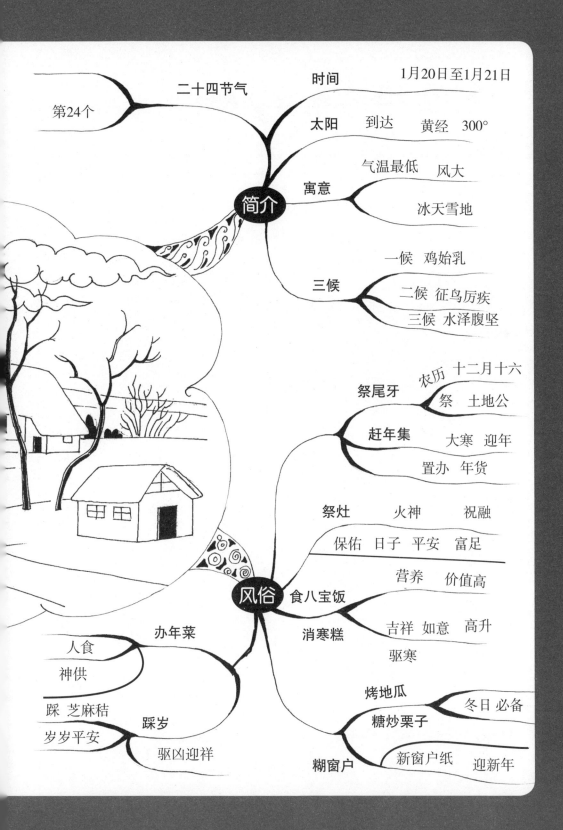

二十四节气

第24个

时间　1月20日至1月21日

太阳　到达　黄经　300°

简介

寓意　气温最低　风大

冰天雪地

三候　一候　鸡始乳

二候　征鸟厉疾

三候　水泽腹坚

祭尾牙　农历　十二月十六

祭　土地公

赶年集　大寒　迎年

置办　年货

祭灶　火神　祝融

保佑　日子　平安　富足

风俗

食八宝饭　营养　价值高

消寒糕　吉祥　如意　高升

驱寒

办年菜　人食

神供

烤地瓜　冬日　必备

糖炒栗子

踩　芝麻秸

岁岁平安　踩岁

驱凶迎祥　糊窗户　新窗户纸　迎新年

大寒节气要知晓

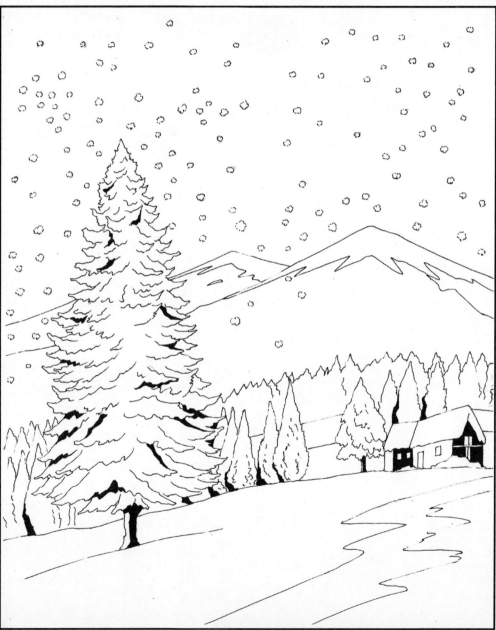

星象物候

大寒阳气已渐长

每年的1月20至21日，太阳到达黄经300°时，即为大寒。大寒当晚七点，仰望星空，北斗七星的斗柄指向东北偏北，即30°，古人称为丑的方向。

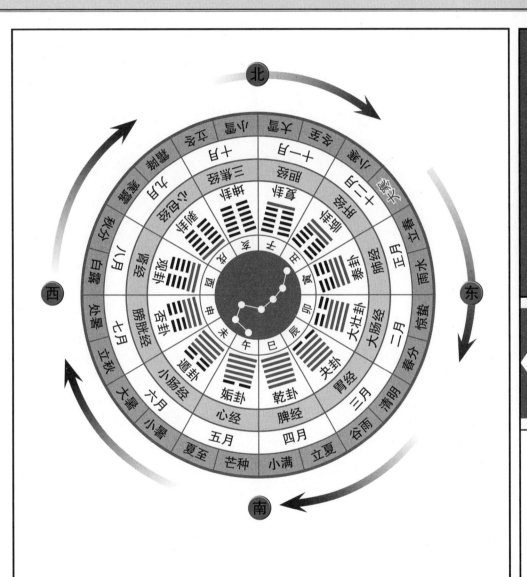

大寒时节为中国大部分地区一年当中最寒冷的时期，风大，低温，地面积雪不化，呈现出冰天雪地、天寒地冻的严寒景象。

按农历的安排十二月为建丑之月。大寒属于中气，必在十二月。十二月亦称为丑月、腊月。

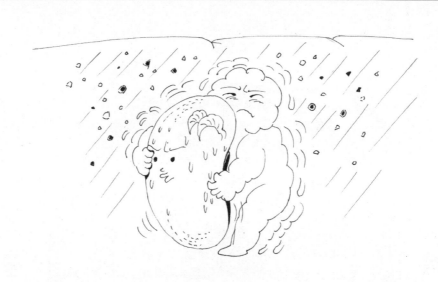

丑的意思是种子被寒气束缚，不能发育。

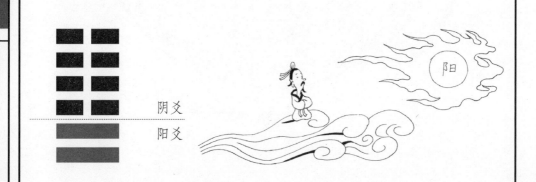

阴爻

阳爻

阳

十二月的消息卦为临卦。四阴爻在上，两阳爻在下。表示阴气仍然强盛但已开始减少，而阳气则渐长了。

大寒三候

一候鸡始乳，二候征鸟厉疾，三候水泽腹坚。

一候鸡始乳

指动物的出生，母鸡开始孵化小鸡。

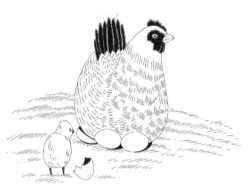

二候征鸟厉疾

征鸟是指凶猛的飞禽，这时天空中时有振翅高飞的鹰鸟，像箭一般从高空扑向地面的猎物。

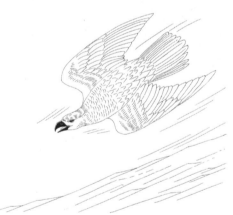

三候水泽腹坚

天气格外寒冷，河湖上的冰冻层已冻到了水的"腹部"。

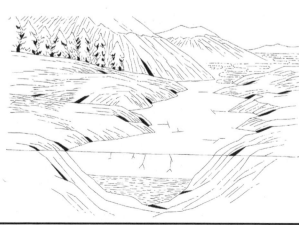

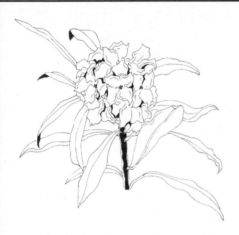

一候瑞香花

瑞花与牡丹一样，也是古人眼里的吉祥花。瑞花特香，一盆在屋，满室生香。

二候兰花

兰花香在北宋时称为"香祖"。兰花的香气，清而不浊，一盆在室，芳香四溢。"手培兰蕊两三栽，日暖风和次第开。坐久不知香在室，推窗时有蝶飞来。"

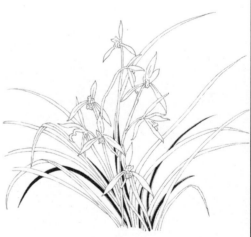

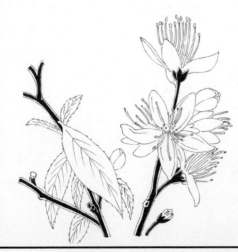

三候山矾花

山矾花，一名芸香，一名郑花，多生江浙诸山。叶如冬青，生不对节，凌冬不凋。三月看白花，细小而繁，不甚可观，而香馥最远，故俗名七里香。山矾名字的来历，是北宋著名诗人黄庭坚予以命名的。

朱朝议移法云兰

宋·王安石

幽兰有佳气，千载閟山阿。

不出阿兰若，岂遭乾闼婆。

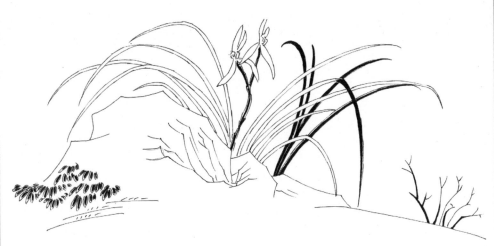

　　"乾闼婆"是印度佛教神话中的一群半神半人的天上乐师。类似于专门演奏"此曲只应天上有"的神仙。他们都从身上发出浓烈的香气，又有人因其特性，而将他翻做香神、嗅香、香阴或寻香行。因此作者把兰花比作乾闼婆之神就恰如其分了，隐含了欣赏兰花的品性有如欣赏乾闼婆一样的音乐之美和幽香。

　　幽幽的兰花有着美好的气质，年年岁岁都在幽静的山谷中生长，始终被深山遮掩着。它们若不走出这寂静的寺院所在地，又怎能被人赏识到它像音乐之神一样的美妙和幽香呢。

西江月·真觉赏瑞香二首

宋·苏轼

公子眼花乱发，老夫鼻观先通。领巾飘下瑞香风。惊起谪仙春梦。

后土祠中玉蕊，蓬莱殿后鞓红。此花清绝更纤秾。把酒何人心动。

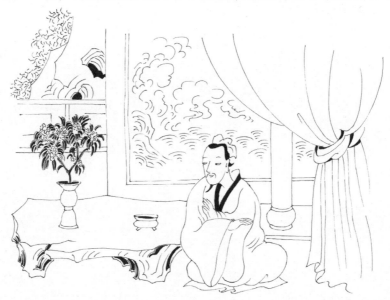

　　我与曹子芳宿于真觉院，子芳睡眼惺忪，头发凌乱，睡得正沉，没有感觉到瑞香花开，倒是我先闻到了一股花的芳香。一阵轻风吹过，带来浓烈的瑞香花的芳香，仿佛当年杨妃领巾上飘落的香气。芳香太酷烈了，竟然把正酣然入梦的曹子芳也从梦中惊醒。瑞香花国色天香，堪与扬州后土祠中珍稀的玉蕊花及汴京蓬莱殿后的程红牡丹相媲美。这瑞香花既清雅绝伦又纤柔浓丽，把酒赏花，那秀美的姿色和浓烈的异香，怎不令人神怡心动呢？

戏咏高节亭边山矾花二首

宋·黄庭坚

高节亭边竹已空，山矾独自倚春风。

二三名士开颜笑，把断花光水不通。

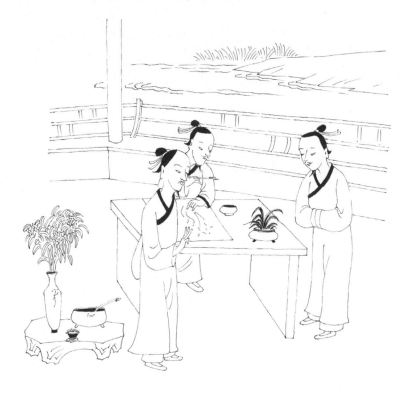

　　高节亭边已经没有竹子了，只有山矾独自站立在春风之中。冬末春初，名士们争相欣赏，水泄不通，反而不去看竹了。

天气

大寒未必最冷时

"寒"表示寒冷，"大"表示寒冷的程度。大寒表示最冷的时日。大寒时节，寒潮南下频繁，是我国大部分地区一年中的最冷时期，风大，低温，地面积雪不化，呈现出冰天雪地、天寒地冻的严寒景象。

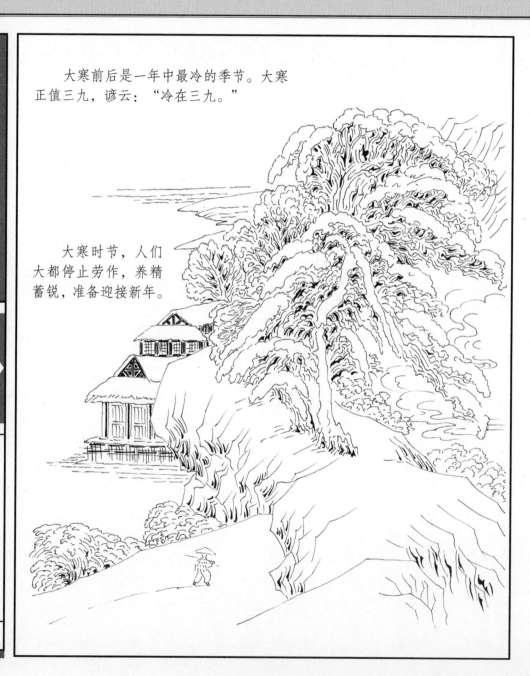

大寒前后是一年中最冷的季节。大寒正值三九，谚云："冷在三九。"

大寒时节，人们大都停止劳作，养精蓄锐，准备迎接新年。

农时

北方积肥、堆肥，南方田间管理

大寒节气，全国各地农活依旧很少。北方地区老百姓多忙于积肥堆肥，为开春做准备，或者加强牲畜的防寒防冻。南方地区要加强小麦及其他作物的田间管理。

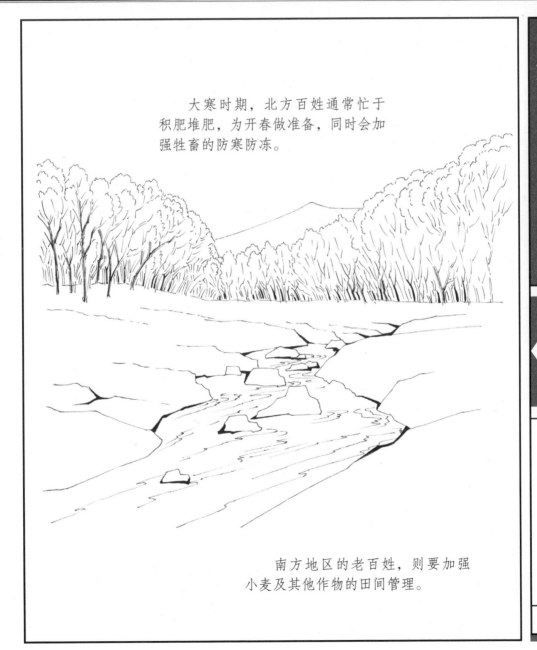

大寒时期，北方百姓通常忙于积肥堆肥，为开春做准备，同时会加强牲畜的防寒防冻。

南方地区的老百姓，则要加强小麦及其他作物的田间管理。

大寒主要民俗

尾牙祭

说到大寒养生习俗，尾牙祭是中国农村地区不可少的风俗。所谓"尾牙"是中国对土地公的"牙"的称谓。土地给予了人们生存的基本条件，中国古人有对土地的信奉，将白土地公称作"牙"。

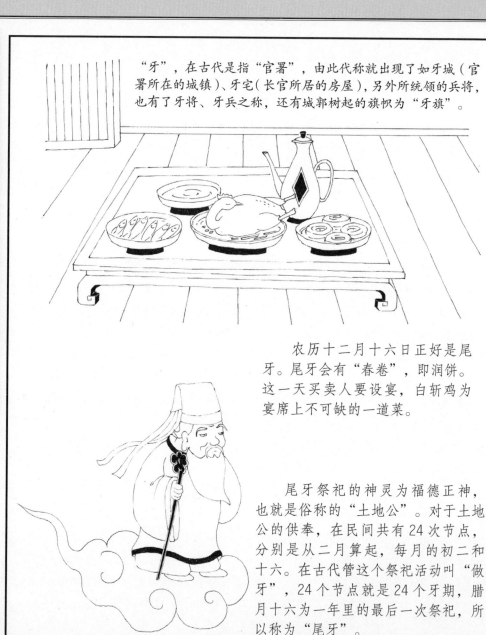

"牙"，在古代是指"官署"，由此代称就出现了如牙城（官署所在的城镇）、牙宅（长官所居的房屋），另外所统领的兵将，也有了牙将、牙兵之称，还有城郭树起的旗帜为"牙旗"。

农历十二月十六日正好是尾牙。尾牙会有"春卷"，即润饼。这一天买卖人要设宴，白斩鸡为宴席上不可缺的一道菜。

尾牙祭祀的神灵为福德正神，也就是俗称的"土地公"。对于土地公的供奉，在民间共有24次节点，分别是从二月算起，每月的初二和十六。在古代管这个祭祀活动叫"做牙"，24个节点就是24个牙期，腊月十六为一年里的最后一次祭祀，所以称为"尾牙"。

赶年集

　　大寒时节，时常与岁末时间相重合，就有了"大寒迎年"的说法。在民间有赶年集的风俗，主要是购买年货，为过年做准备。

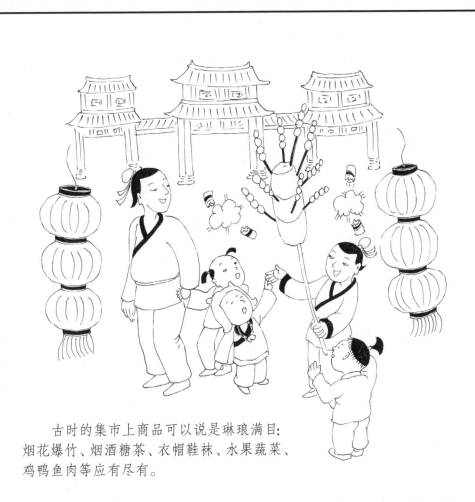

　　古时的集市上商品可以说是琳琅满目：烟花爆竹、烟酒糖茶、衣帽鞋袜、水果蔬菜、鸡鸭鱼肉等应有尽有。

　　农村赶年集是一年中最热闹的时候，平时由于农忙，老百姓赶集都是行色匆匆，买了需要的东西就急急回来。进入腊月，庄稼该收的收到家里了，该种的已经种上，所以才会有赶年集的心情。每到集市的那天，无论男女老幼都会穿戴整齐，呼朋引伴，提个布兜去集市购置年货。

祭灶，糖粘灶王嘴

农历腊月廿三，传说这日是"灶王爷上天"之日。灶王爷是玉皇大帝派到每个家中监察人们平时善恶的神，每年岁末回到天宫中向玉皇大帝奏报民情，让玉皇大帝定赏罚。因此，送灶时，人们在灶王像前的桌案上供放糖果、清水、料豆、秣草。

图解百姓天天养生丛书

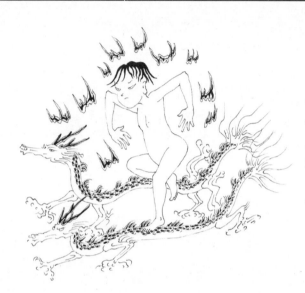

《史记·楚世家》说：重黎居火正就被命曰祝融，吴回复居火正就为祝融。楚国始祖祝融本名重黎，因为火官的身份而被帝喾命名为祝融。

祭灶也就是人们通常说的奉祀的灶神，即是火神祝融。保佑来年家和万事兴，保佑丰收的一种活动。

祭灶时，还要把关东糖用火化开，涂抹在灶王爷嘴上，这样做的目的是为了不让灶王爷说坏话。这样，灶王上天才能言好事，等到来年下界时，便能保佑日子平安富足。

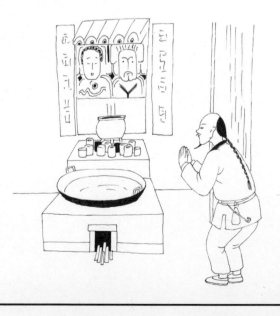

吃八宝饭和消寒糕

农谚常道："小寒大寒，无风自寒"，所以大寒时节，民间有大寒节瓦锅蒸煮八宝饭和消寒糕的习俗。

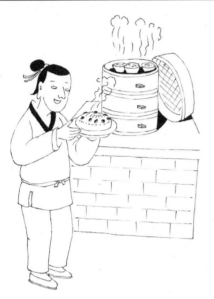

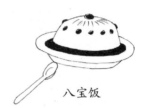

八宝饭

八宝饭是由上等糯米、莲子、红枣、桂圆肉、金橘饼、蜜枣、白糖、猪油、红绿丝等。其配制体系以营养价值、有益健康为准。

糯米蒸熟后，拌以糖、猪油、桂花，倒入装有红枣、薏米、莲子、桂圆肉等果料的碗内，蒸熟后再浇上糖卤汁就可以开吃。

糯米饭

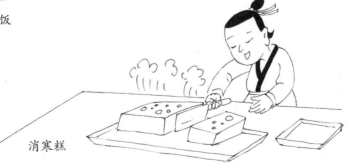

消寒糕

年糕，为"年高"之意，带着吉祥如意、年年平安、步步高升的好彩头。老北京会在大寒这一天，一家人分吃年糕，既带着吉祥味，也能驱散身上寒意，所以又称"消寒糕"。

烤地瓜和糖炒栗子

进入大寒后，烤地瓜和糖炒栗子成了冬日必备。

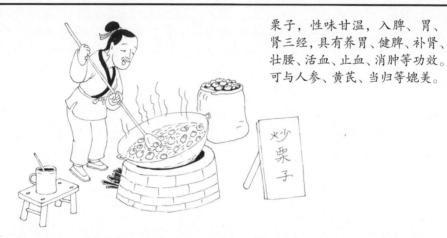

栗子，性味甘温，入脾、胃、肾三经，具有养胃、健脾、补肾、壮腰、活血、止血、消肿等功效。可与人参、黄芪、当归等媲美。

糖炒栗子是京津一带别具地方风味的著名传统小吃。南宋时，陆游在《老学庵笔记》中曾这样记述，"故都（指北宋的汴京，即今开封）李和炒菜，名闻四方，他人百计效之，终不可及"。

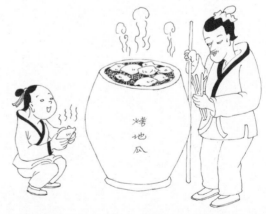

地瓜，又称土瓜、凉瓜、凉薯。其味甘，性凉归肺、胃经。主治：热病口渴。

据传，一天，乾隆皇帝散步路过御膳房，一股甜香气味迎面扑来，十分诱人。乾隆走进去问："是何种佳肴如此之香？"正在烤红薯的一个太监见是皇上，忙叩头道："启禀万岁，这是烤红薯的气味。"并顺手呈上了一块烤好的红薯。乾隆从太监手里接过烤红薯，就大口大口地吃了起来。吃完后连声道："好吃！好吃！"此后，乾隆皇帝天天都要吃烤红薯。不久，他久治不愈的便秘也不药而愈了，精神也好多了。乾隆皇帝对此十分高兴，便顺口夸赞说："好个红薯！功胜人参！"

糊窗户

糊窗户是大寒时节重要的民俗活动,古时糊窗户非常讲究,不仅要糊窗户,还要裱顶棚,糊完窗户还要再贴上各式各样的窗花,之后房间会焕然一新。在这一扫、一糊、一裱、一贴之间,年味儿也就出来了。

糊窗户糊上的是来年的好盼头。过去的窗户都是糊上一层纸,这层纸要经一年的风吹日晒雨淋,难免会出现破损,有了破洞,人们就拿一张白纸抹上浆糊补上,一年下来窗户上会出现很多补丁,看起来不太美观,所以过年前一定要换层新窗户纸。

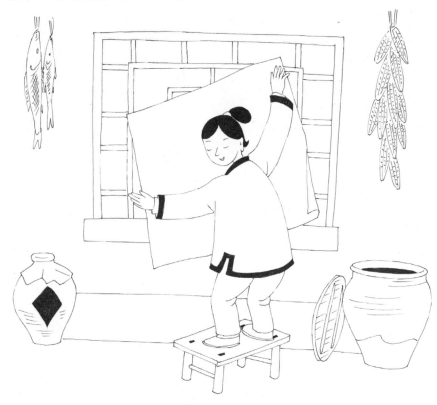

窗户为百眼窗格,外面或油或漆,屋里则糊粉连纸,下层窗格的面积较大,无论如何,中间必然会留出一块大空白,这片空白要用朱纸来糊,因朱纸比较薄,可以透出光亮来,室内的光线也就更充足了。

年前的重头戏：办年菜

　　在准备完了供品和在大寒节日食用的主食之后，接下来的重头戏就是办年菜了。年菜分两种：人食和神供。

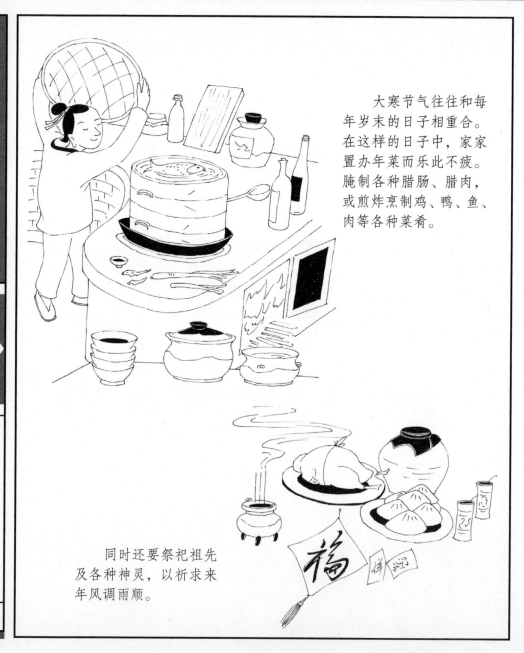

　　大寒节气往往和每年岁末的日子相重合。在这样的日子中，家家置办年菜而乐此不疲。腌制各种腊肠、腊肉，或煎炸烹制鸡、鸭、鱼、肉等各种菜肴。

　　同时还要祭祀祖先及各种神灵，以祈求来年风调雨顺。

踩岁

　　旧时大寒时节的街上还常有人们争相购买芝麻秸的影子。因为"芝麻开花节节高"。

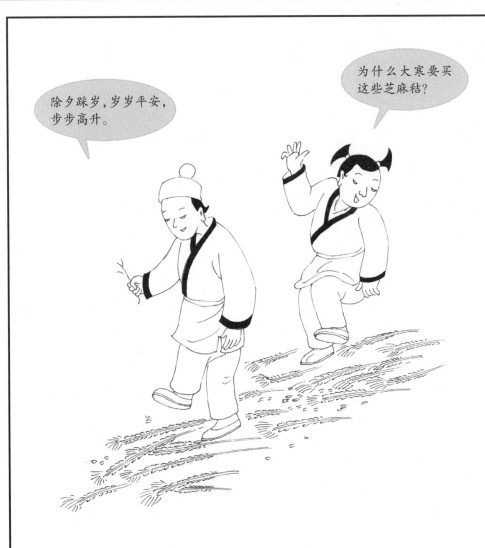

除夕踩岁，岁岁平安，步步高升。

为什么大寒要买这些芝麻秸？

　　除夕夜，人们将芝麻秸洒在路上，供孩童踩碎，谐音吉祥意"踩岁"，同时以"碎""岁"谐音寓意"岁岁平安"，讨得新年好口彩。这也使得大寒驱凶迎祥的节日意味更加浓厚。

大寒养生大攻略

大寒进补有要领，阴阳并补在其中

滋阴润肺除恶燥，莫让鼻血哗哗流

冬季腰痛突加剧，抖肾就能保健康

夏病冬治更给力，悄然无斑美容颜

大寒进补有要领，阴阳并补在其中

冬天，人们已经习惯吃大鱼大肉，给脾胃塞进了太多视觉上看着不错的食物，血脂、血糖、胆固醇指标节节攀高。如果等到春天时再吃清淡的食物，身体已不堪重负。所以大寒讲究"阴阳并补"。

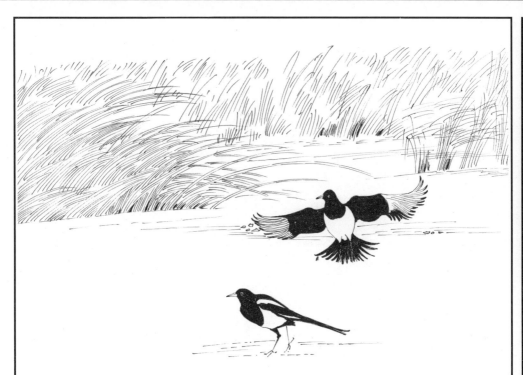

大寒时节，除了吃高蛋白食物（如羊肉、牛肉等）以外，还要摄入萝卜、白菜等清淡的食物，这在很大程度上回归了身体的本源性需要，不仅可以为春天的清淡饮食打好基础，又可以为冬天的养生做好扫尾工作。

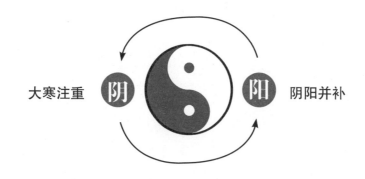

大寒注重　阴　阳　阴阳并补

大寒小寒，吃饺子过年

俗话说"大寒小寒，吃饺子过年"。饺子馅的品种有很多，不乏为荤素搭配、滋补阴阳的好食材。

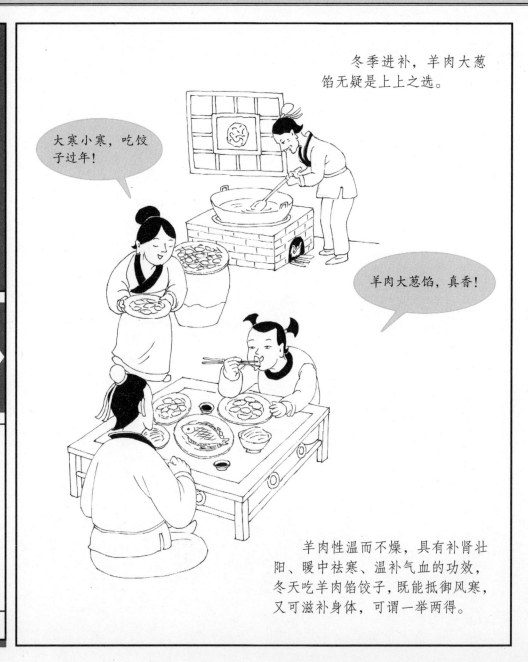

鱼生火，肉生痰，白菜豆腐保平安

俗话说"鱼生火，肉生痰，白菜豆腐保平安"。在寒冷的冬天，白菜、萝卜都是当季食物，适当摄取这类食物，不仅有清火降气、消食的功效，还能颐养正气，提高免疫力，把体内过多的油脂洗下去。

俗话说："百菜不如白菜。"

白菜古代叫菘。这个名字很独特，蕴涵着白菜像松柏一样凌冬不凋，四时长有。白菜可解热除烦、通利肠胃、养胃生津、除烦解渴、利尿通便、清热解毒；可用于肺热咳嗽、便秘、丹毒、漆疮。

萝卜在中国民间素有"小人参"的美称。

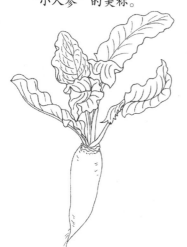

中医认为，萝卜性凉，味辛甘，无毒。入肺、胃经。能消积滞、化痰热、下气、宽中、解毒，治食积胀满、痰嗽失音、肺痨咯血、呕吐反酸等。萝卜的行气功能很强，能止咳化痰、除燥生津、清热解毒、利便等。

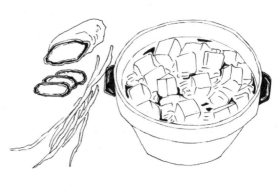

豆腐，味甘、咸、性寒、无毒。主治宽中益气，调和脾胃，消除胀满，通大肠浊气，清热散血。

滋阴润肺除恶燥，莫让鼻血哗哗流

大寒与立春相交接，是积蓄力量以待"萌发"的季节，阳气慢慢生发，室外多风且空气干燥，人们甚至能隐隐感觉到大地回春的脚步。但季节转换时节，鼻黏膜因为异常干燥会变得特别脆弱，如果血管受到强烈震动，或是受到碰、撞、跌、打，很容易破裂出血。

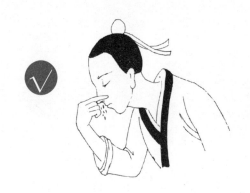

捏鼻止血时，最好头部稍向前倾尽量将从鼻咽腔咽到口腔的血吐出。

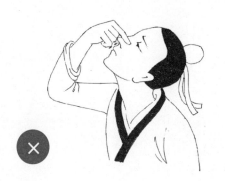

流鼻血时，有不少人在止血时习惯性将头上仰，这种做法易导致鼻血咽进胃里，刺激胃部而引起腹痛及呕吐。

流鼻血时，切勿慌乱，可用手捏住鼻翼，一般能很快止住血。如果难以止住，可在鼻孔中塞一小团清洁棉球，紧压5～10分钟，并捂住鼻柱；或者用白醋将棉球蘸湿捂住鼻孔。醋里的醋酸会使鼻腔有轻微的灼烧感，这是止血的感觉。

儿童易流鼻血的原因

冬季，由于空气湿度小，宝宝鼻腔黏膜干燥，加上有不少儿童都有挖鼻孔的不良习惯，一旦挖伤毛细血管，导致鼻黏膜的血管破裂，就会导致鼻出血。

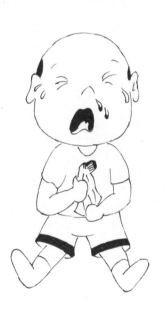

由于冬季天气比较干燥，加上儿童自身的毛细血管较脆弱，当鼻黏膜受到寒冷空气的刺激，就很容易流鼻血。

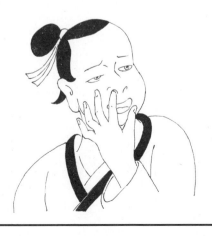

有的孩子喜欢拿手指去抠鼻孔，造成毛细血管破裂。

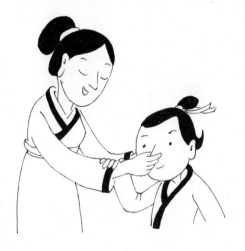

血量小

　　孩子流鼻血时，家长用拇指和示指紧压住孩子的鼻翼，压住鼻中隔部，暂让孩子用嘴呼吸，同时在孩子前额部敷以冷水毛巾，一般压迫5～10分钟后，血就能止住。

出血量大

　　尽量使孩子安静，避免哭闹。用脱脂棉卷成如鼻孔粗细的条状，填塞鼻腔。

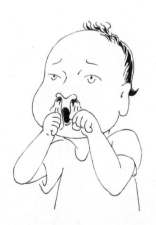

饮食防治幼儿流鼻血

  为了巩固血管壁，增强血管的弹性，应多吃含有维生素C和维生素E的食品，比如绿色蔬菜、西红柿、苹果等。此外，经常熬点儿梨粥，防治幼儿流鼻血的效果很不错。

  梨2个，洗干净后连皮切碎，再与粳米100克一起放入锅中，加适量的水用小火熬成粥，当粥浓稠时，放入适量冰糖即可食用。由于梨具有良好的润燥作用，所以此粥具有生津润燥、清热化痰之功效，非常适用口鼻干燥的人。

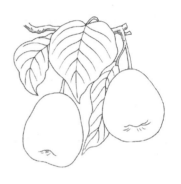

鲜藕汁饮：鲜藕300克洗净，捣烂挤汁约100毫升；每次50毫升，用少量白糖调匀、炖滚后服。可清热解暑，凉血止血。

  黄花菜瘦肉汤：黄花菜30克（干品，浸泡洗净）瘦猪肉100克，蜜枣2枚，同入锅内，加水适量慢火炖1小时，以盐调味后食用。有清热平肝、润燥、止鼻血之效。

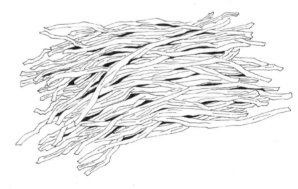

  阿胶炖瘦肉：阿胶6克，瘦肉30克（切片），同放碗内，加适量开水，加盖隔水炖1小时，入少许食盐调味食用。有滋阴养血、止鼻血功效。

葱汁

取鲜嫩葱剖开，用干净棉球蘸擦葱叶内膜，等葱汁渗透棉球，然后塞入出血的鼻孔，即可止血。此法对血液病患者之鼻出血亦有效。

香油

在夜晚或清晨流鼻血，可将香油涂于鼻中，便可安然无事。每晚睡觉前，取棉签蘸少许香油，涂抹于鼻孔中，便可安然入睡，不再流鼻血。

食醋

用药棉蘸食醋塞鼻腔，对鼻黏膜出血有效；而非黏膜性鼻出血者，服食醋50克，亦能减轻症状。

韭菜红糖

把韭菜放在碗里，捣烂挤汁，加适量红糖，搅匀饮服，鼻血可止。

吹气

口对耳道吹气，可治因热证、摔跤的造成的鼻出血、急性鼻炎及妇女经期出鼻血。操作方法：对准患者耳道口，用力缓缓地向内吹气，两耳连续吹三口气。

藕根

将藕根洗净晒干熬水，每天饮用，连喝数天。

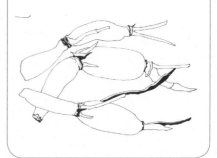

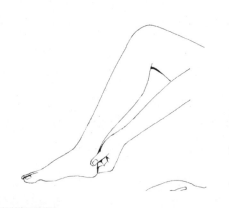

捏脚后跟

鼻出血时，马上以拇指和示指捏患者脚后跟。左鼻出血捏右脚跟，右鼻出血捏左脚跟，可止流血。

按摩迎香穴

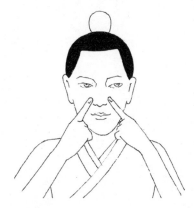

将两手搓热，用掌心贴脸颊，自上而下又自下而上地搓面50次左右。然后再把两示指指尖按住鼻子两侧的迎香穴位置，按揉64次。这个小动作，不仅可改善局部血液循环，防治鼻病，还能防治面神经麻痹症。

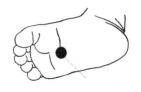

热敷涌泉穴

敷相应足的涌泉穴，也有立即止血之功效。左侧流血敷左足心，右侧流血敷右足心。

勾中指

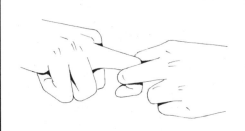

鼻子流血时，不妨用两中指互相勾住，即可很快止血。

冬季腰痛突加剧，抖肾就能保健康

　　冬季腰痛是一种常见的病症。此病开始表现为间歇性疼痛，逐渐变为持续性疼痛，并逐渐加剧。按摩之后疼痛可减轻，用手捶腰可减轻疼痛。适当活动能减轻疼痛，活动过度又加重，且反复发作。

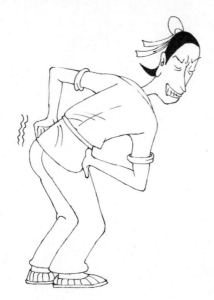

　　中医学认为，肾乃先天之本，生命之源头，其功能在于藏精、主水、主纳气、生髓主骨，经常发生腰痛，表明肾精出了问题，那就需要从肾上着手治疗。

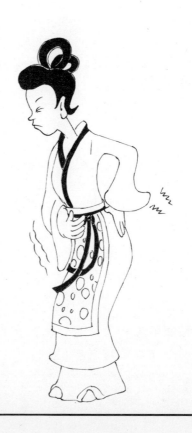

　　男女均有发生，但女性居多，这与月经期、怀孕期、分娩期、哺乳期等女性生理特点有关，亦与"女为阴体，易受寒湿"的体格特征有关。所以，冬季，腰是女性重点保暖部位。

常"抖肾"，壮肾气

所谓抖肾，就是用抖动的方式来刺激肾俞穴。肾俞穴具体在人体什么部位呢？其实就是大家平时说的后腰处腰眼部位。

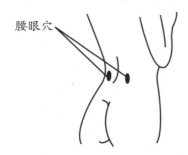

腰眼穴

具体做法是：双手握拳，拳心虚空，贴在肾俞位置后，轻轻跳动，足尖不离地，就是双足轻微踮起的感觉。这时双拳不动，全身随着抖动，感觉到腰部轻微发热为止。

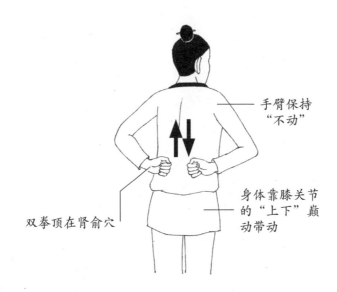

手臂保持
"不动"

双拳顶在肾俞穴

身体靠膝关节
的"上下"巅
动带动

这个方法最大的功效是鼓动肾气，短时间内使人体阳气生发起来。尤其需要强调的是，"抖肾"法对伏案工作的人放松脊椎、养护腰椎很有好处。因为膝关节在抖动时带动了全身的抖动，使得全身的关节都得到了活动，特别是脊椎部位。

闪腰

　　"闪腰"，在医学上称为急性腰扭伤，多因用力过猛、超限活动及外力碰撞等造成软组织受损所致。

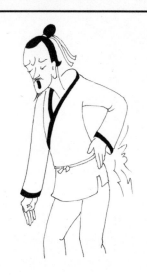

　　"闪腰"多发生于老年人、劳动强度大的人群，常常由姿势不正、用力过猛、超限活动等造成。

　　注意：扭伤当天不要热敷和推拿，以免局部血管扩张，发生渗血和加重水肿。

尽量卧床休息

　　要保持舒适的姿势，减少肌肉筋膜组织的受力，使疼痛缓解。

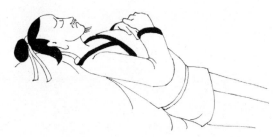

冷敷

　　可用毛巾浸凉水，也可用塑料袋包冰块，敷在疼痛部位，可以直接减轻疼痛，更重要的是这样可以使毛细血管收缩，减少肌肉筋膜组织出血。

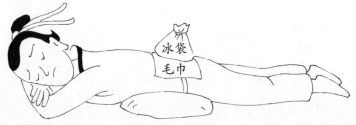

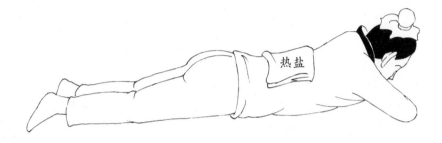

热盐

理疗和热敷

　　在受伤 72 小时后，可改用局部热敷，推拿按摩，拔火罐等治疗，或食盐炒热布包敷患处，或用指尖、掌缘或半握拳均匀地敲击腰背部受伤部位。

　　热敷和理疗可促进瘀血的吸收和血液循环，使软组织尽快修复。

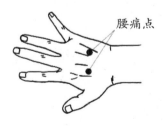

腰痛点

　　"闪腰"时可按摩"腰痛点"。"腰痛点"位于手背示指与中指之间及环指与小指之间，手腕横纹与掌指关节的中点，一侧两穴，左右共四穴。腰扭伤后可交替按压这四个穴位。

如何预防腰扭伤

预防急性腰扭伤要注意以下两点：

1.进行腰部的伸展运动。进行体育锻炼，加强腰背肌肉的力量，比如游泳、骑自行车、五点支撑等，可以加强身体主要支撑肌肉力量，使得急性腰扭伤的发生概率大大降低。

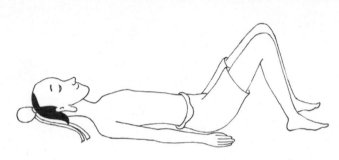

五点支撑法

锻炼时呈仰卧状，去枕屈膝，双肘部及背部顶住地面，腹部及臀部向上抬起，依靠双肩、双肘部和双脚这五点支撑起整个身体的重量，持续5秒，然后放松腰部肌肉，臀部回落休息5秒。

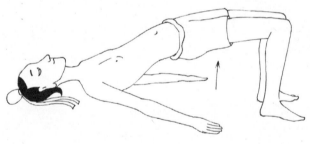

腰部是健康的敏感区，活动过量、搬抬重物、猛力撞击，都容易损伤腰部软组织，造成腰扭伤。

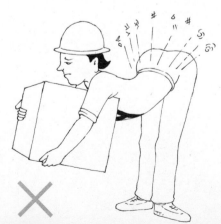

2.搬运东西要注意方法。腰部扭伤的主要原因是搬运过重物体或搬运方式不当，搬运东西时双臂伸出容易使人失去平衡，腰背肌肉的承受力大大增加，容易引发腰扭伤。

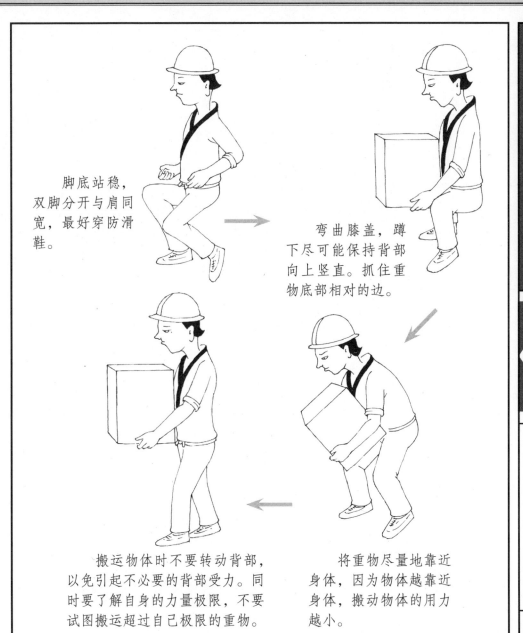

脚底站稳，双脚分开与肩同宽，最好穿防滑鞋。

弯曲膝盖，蹲下尽可能保持背部向上竖直。抓住重物底部相对的边。

搬运物体时不要转动背部，以免引起不必要的背部受力。同时要了解自身的力量极限，不要试图搬运超过自己极限的重物。

将重物尽量地靠近身体，因为物体越靠近身体，搬动物体的用力越小。

手耳足按摩治疗腰扭伤

手部按摩：腰椎反射区、腰痛点。

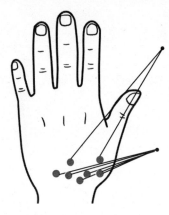

腰痛点

位于脊柱、腰椎反射区内，有两个并排分布的腰痛点，一个在示指下方，一个在环指下方。

腰椎反射区

位于双手背侧，各掌骨近端约占整个掌骨体的1/2。

腰椎、骶骨反射区

以拇指指腹推按腰椎、骶骨反射区各10～15分钟，力度略大，以感觉胀痛为止。此法有舒筋活络、行气止血的功效，对急性腰扭伤有较好的治疗效果。

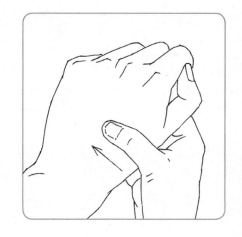

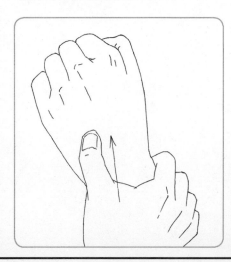

腰痛点

以拇指揉按刺激示指下方的腰痛点3～5分钟，对一般性的腰痛及坐骨神经痛有奇效；以拇指揉按刺激环指下方的腰痛点3～5分钟，能有效缓解腰扭伤带来的疼痛。

耳穴刺激：坐骨神经、腰骶椎穴。

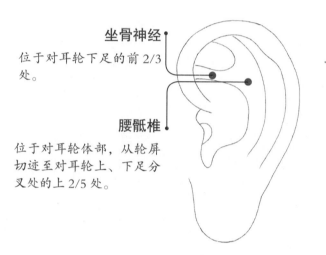

坐骨神经

位于对耳轮下足的前 2/3 处。

腰骶椎

位于对耳轮体部，从轮屏切迹至对耳轮上、下足分叉处的上 2/5 处。

坐骨神经、腰骶椎穴

先用医用药棉对选定部位进行消毒，再以医用胶布（0.5 厘米见方），将小米粒贴于坐骨神经、腰骶椎。边贴边按摩，每穴按压约 30 秒，力度稍重，揉至耳部有热痛感为止。保留压贴物，每日按压贴压部位 3 ~ 5 次。

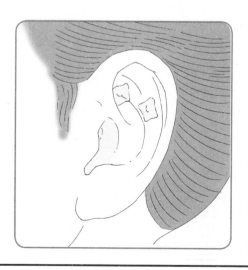

足部按摩：腰椎、骶骨反射区，太冲穴、昆仑穴。

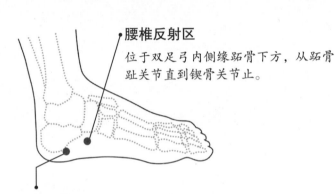

腰椎反射区

位于双足弓内侧缘跖骨下方，从距骨趾关节直到锲骨关节止。

骶骨反射区

位于双足弓内侧缘，从距骨下方到跟骨止，前接腰椎反射区，后连尾骨反射区。

太冲穴

位于足背，第 1、2 跖骨结合部之前凹陷中。用手轻轻抚摸踇趾与第 2 趾的骨骼，在其交汇处的最高点有一凹陷处，即为太冲穴。

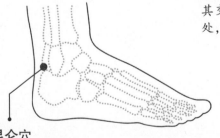

昆仑穴

位于足部外踝后方，外踝尖与跟腱之间的凹陷中（用手抚摸外踝后部，靠近跟骨的位置有一个凹陷处，即为昆仑穴）。

腰椎、骶骨反射区

找准腰椎、骶骨反射区，左手握足，以右手拇指指腹在反射区沿足弓内侧缘，沿足趾向足跟的方向按摩3~4次，力度以反射区感到酸痛为宜。此法有舒筋活络、活血止痛的功效，对腰痛、腰扭伤治疗效果很好。

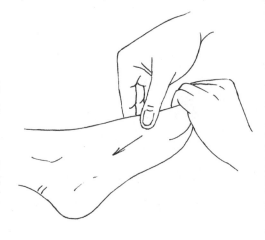

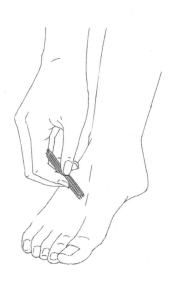

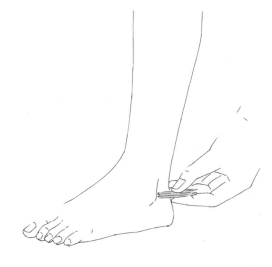

太冲穴、昆仑穴

用牙签强烈刺激太冲穴、昆仑穴，每穴7~15分钟。此二穴分别是肝经、足太阳膀胱经上的特效穴，能有效治疗腰酸背痛、腰扭伤等症。

夏病冬治更给力，悄然无斑美容颜

中医学认为，"春夏为阳，秋冬为阴""春夏养阳，秋冬养阴"。秋冬是阴长阳消的阶段，阴虚之人顺应这个趋势养阴，就能减轻夏季易发的阴虚阳亢病。而冬季阴气最盛的时候要数三九，所以大寒是治疗阴虚阳亢病症的最佳时候，其中最典型的病症就是黄褐斑。

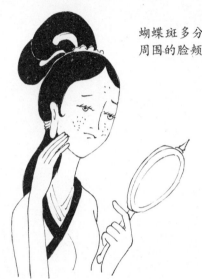

蝴蝶斑多分布于脸部颧骨周围的脸颊部。

蝴蝶斑又叫黄褐斑，也称为肝斑，是一种常见的皮肤色素沉着现象，多发于女性脸部，尤其好发于育龄期妇女。调理小肠经就是防治蝴蝶斑的好方法。

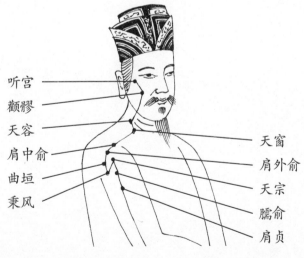

听宫
颧髎
天容
肩中俞
曲垣
秉风

天窗
肩外俞
天宗
臑俞
肩贞

小肠经经过脸部颧骨这个地方，此处小肠经不通畅或者是吸收功能不好，反应于脸上就是长一些斑点。

调理小肠经，防治蝴蝶斑

　　小肠经经过脸部颧骨这个部位，有"斜络于颧"的说法。而蝴蝶斑也多分布于此。此处小肠经不通畅或是吸收功能不好，很容易反应于脸上，长斑也就不足为奇了。治疗这种斑，只需要调理小肠经即可。

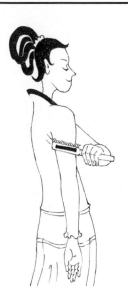

沿经线做局部刺激。反复做10次。

用毛刷从手臂肩胛骨往下刷，刺激手部的小肠经，有助于打通小肠经,促进经脉循环保障血液流通。

用拇指指腹按揉斑点处，由内向外顺时针转圈按摩，此法能使黑色素向四周扩散，淡化斑点。注意不能太用力，以免伤到皮肤。每个斑点处按揉1分钟左右。或者是两掌摩擦发热后，将手掌放于脸上，顺时针按揉。

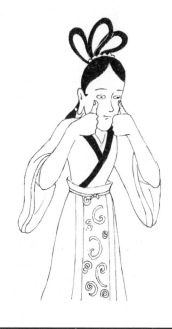

图解百姓天天养生丛书

枸杞大枣茶，祛斑不留痕

材料：一小把枸杞，3~4 枚大枣。

做法：将枸杞、大枣入茶杯中，用开水冲泡，频频饮用。

功效：无论是因为肝气郁结还是肾水不足引起的黄褐斑，喝枸杞子大枣茶都能起到很好的祛斑效果。

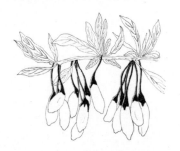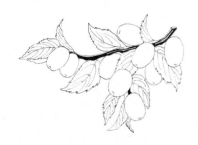

古医药书《本草汇言》记载："枸杞能使气可充、血可补、阳可生、阴可长、火可降、风湿可去，有十全之妙用焉。"

枸杞生地黄美白方

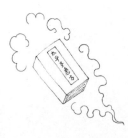

材料：枸杞子 500 克，生地黄 150 克。

做法：将上述 2 味药材研为末，调匀即可。每次服用 10 克，每日 3 次。

功效：治疗雀斑、蝴蝶斑和面色黧黑。

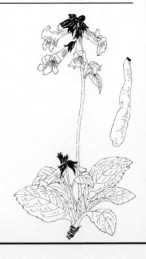

《太平圣惠方》记载：取枸杞子 500 克，生地黄 150 克，研末调匀，每次服用 10 克，每日 3 次。

健康顺时生活冬至小寒大寒篇

茯苓山药汤

材料： 熟地 15 克，山茱萸、炒丹皮、甘草各 10 克，茯苓 12 克，山药 30 克，升麻、白附子、细辛、巴戟天各 3 克。

做法： 将所有材料加水煎服，每日 1 剂，分 2 次服。

功效： 适用于因肾阴亏损而引发的雀斑。

茵陈汤

材料： 茵陈 20 克，生地榆、老紫草各 15 克，赤芍 10 克，地肤子、土茯苓各 15 克。

做法： 将所有材料加水煎服，每日 1 剂。

功效： 清热凉血，消斑美容，适用于雀斑。

醋柴胡汤

材料： 醋柴胡 12 克，当归、白芍各 10 克，丹参 15 克，茯苓 12 克，白术 10 克，青橘叶 6 克，制香附 10 克，薄荷 3 克（后下）。

做法： 将所有材料加水煎服，每日 1 剂，分 2 次服。

功效： 疏肝解郁，适用于因肝郁气滞而导致的黄褐斑。

党参黄芪汤

材料： 党参、扁豆、茯苓各 12 克，黄芪、淮山药各 15 克，黄柴、黄芩、泽泻、白术各 10 克，六一散 6 克。

做法： 将上物加水煎服，每日 1 剂，早或晚服。

功效： 健脾、利湿、清热，适用于因脾虚湿热而导致的黄褐斑。

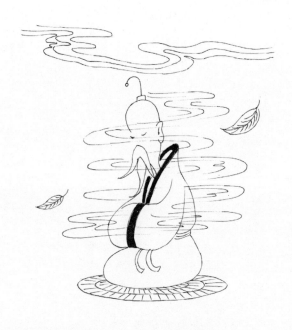

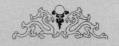

第四章

附录

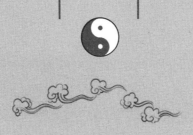

二十四节气导引坐功

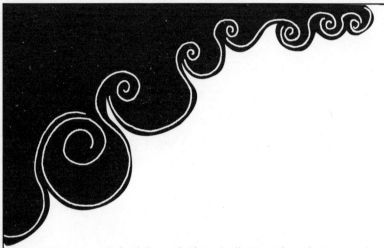

两宋时期，随着道家学派的进一步壮大，出现了一批主张四时摄生与季节导引的道教养生家。他们依据《素问·四气调神论》等医学经典名著，并结合民间与编者本人的养生经验，对四时养生进行了进一步阐述和系统总结。根据一年二十四节气的气运及其与人体经脉的对应关系，自创了一套"二十四气坐功导治病"功法，以此可以养生治病。

立春正月节坐功图

功法：每天23：00-3：00，盘坐。两手相叠按左大腿上。上体连头向右转，目视右后上方。呈耸引势，略停几秒，再缓缓转向左方，动作如右。左右各15次。然后上下牙齿相叩，即叩齿36次，漱津(即舌舐上腭，并两颊、上下齿唇间，此时唾液则增加分泌，养生家称为津液)几次，待津液满口分三次咽下，意想把津液送至丹田。如此漱津3次，一呼一吸为一息，如此三十六息而止。

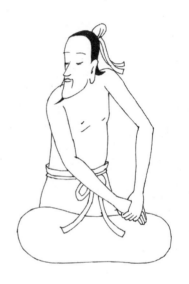

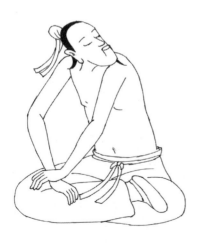

雨水正月中坐功图

功法：每天23：00-3：00，盘坐。两手相叠按右大腿上。上体向左转，颈项向左扭转牵引，略停数秒钟，再以同样动作转向右，左右各15次。再叩齿、漱津、吐纳，方法同前。

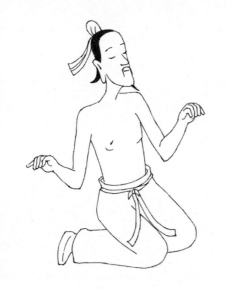

惊蛰二月节坐功图

功法：每天1：00-5：00，盘坐，两手握固。头项向左右缓缓转动各4次。两肘弯曲，前臂上抬与胸齐平，手心朝下，十指自然拳曲。两肘关节同时向后顿引、还原，如此反复做30次。然后如前做叩齿、漱津、吐纳而收功。

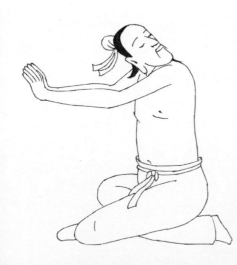

春分二月中坐功图

功法：每天1：00-5：00，盘坐，两手由体侧提到腋下，手心朝上，两手内旋，向正前方推出，使掌心向前，指尖向上，两臂伸直与肩同宽同高，同时头向左转动，两手收至腋下，同时头转向正前方。两手如前推出，头转向右侧，如此左右各做42次。然后如前叩齿、漱津、吐纳而收功。

清明三月节坐功图

功法：每天 1：00-5：00，盘腿而坐，两手做挽弓动作。左右两手交换，动作相同，方向相反，各做 56 次。然后叩齿、漱津、吐纳而收功。

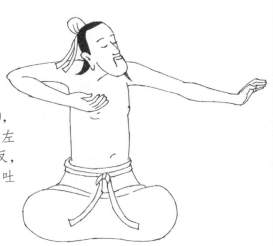

谷雨三月中坐功图

功法：每天 1：00-5：00，自然盘坐，右手上举托天，指尖朝左；左臂弯曲成直角，前臂平举在胸前，五指自然弯曲，手心朝胸，同时头向左转，目视左前方。然后左右交换，动作相同，各做 35 次。然后叩齿、漱津、吐纳而收功。

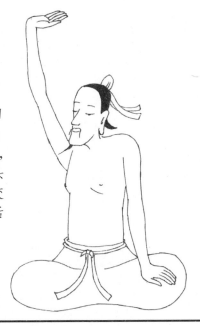

立夏四月节坐功图

功法：每天3：00-7：00，一腿盘坐，一腿弯曲屈膝，两手交叉抱膝，手与膝力保持3秒。两腿交替，左右各抱膝35次。最后叩齿、漱津、吐纳而收功。

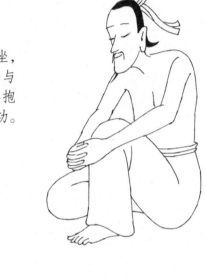

小满四月中坐功图

功法：每天3：00-7：00，盘坐，左手按住左小腿部位，右手上举托天，指尖朝左。然后左右交换，动作相同，各做15次。最后叩齿、漱津、吐纳而收功。

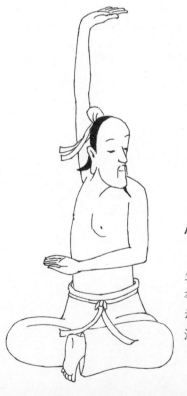

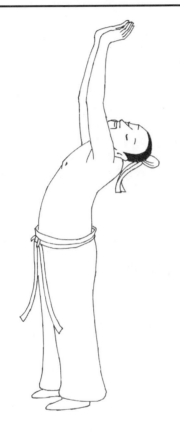

芒种五月节行动图

功法：每天 3：00-7：00，起立，两足分开与肩同宽，两手由胸前上提，手心向上，然后外旋，向上托起，两臂伸直，手心向上，十指尖朝后，腹向前挺，背向后压，头后仰，目视双手，略停数秒钟，双手经体侧徐徐下落。如此反复做 35 次。最后做叩齿、漱津、吐纳而收功。

夏至五月中坐功图

功法：每天 3：00-7：00，屈膝蹲坐，两臂伸直，十指交叉，手心向胸，以右足踏手心中，足向外蹬，手往里拉，蹬拉相争，约 3 秒。换左足踏，同样动作，左右各做 35 次。然后叩齿、漱津、吐纳而收功。

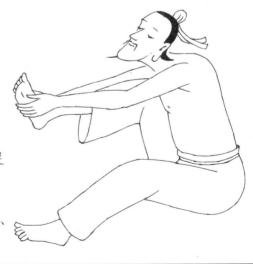

小暑六月节坐功图

功法：每天1：00-5：00，两手于背后撑地，十指指尖朝后，胳膊伸直，左腿向前伸直，足跟着地，右腿折叠使大腿压住小腿，目视在足尖，并使身体重心向后移，然后向前移。如此两足交换，动作相同，各做15次。最后做叩齿、漱津、吐纳而收功。

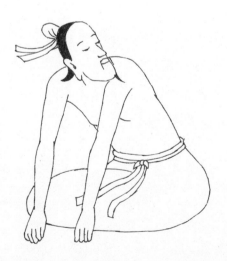

大暑六月中坐功图

功法：每天1：00-5：00，盘坐，双手握拳拄在腿前，两臂伸直与肩同宽，两拳眼相对，身体重心前移，上体前俯，扭项转头向左右上方虎视。重心后移，头转向前；重心再前移，头转向右。动作相同，方向相反，左右各做15次。然后叩齿、漱津、吐纳而收功。

立秋七月节坐功图

功法：每天 1：00-5：00，盘坐，上体前俯，两臂伸直以撑地，两臂分开与肩同宽。然后含胸缩体，闭住呼吸，耸身向上，重心前移，稍停，还原，如此反复做 56 次。然后叩齿、漱津、吐纳而收功。

处暑七月中坐功图

功法：每天 1：00-5：00，正坐，转头向左上方举引，再缓缓转向右后上方举引；同时用两手半握拳，反向后捶腰背。每转头 1 次，捶背 6 次。头向左右各转 35 次。然后叩齿、漱津、吐纳而收功。

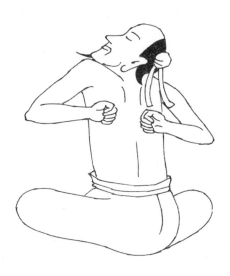

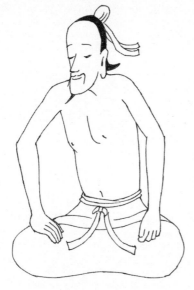

白露八月节坐功图

　　功法：每天 1：00-5：00，盘坐，两手按膝，头缓缓转，向左向右各推引 15 次。然后叩齿、漱津、吐纳，方法同前。

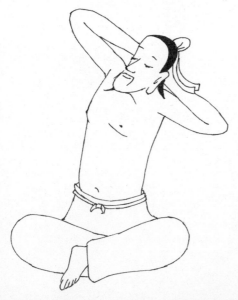

秋分八月中坐功图

　　功法：每天 1：00-5：00，盘坐，两手掩耳，十指向后相对，上体向左侧倾，至极而止。再慢慢向右侧倾。左右动作相同，方向相反，各做 15 次。然后叩齿、漱津、吐纳，方法同前。

寒露九月节坐功图

功法：每天1：00-5：00，盘坐，两手心向上，十指指尖相对，缓缓上提至乳胸前，两手前臂内旋，双手慢慢向上托起，手心朝上，指尖分别朝左右侧方向，两臂伸直，且呈开放型。身体上耸，头转向左，手心翻向下，两臂由体侧缓缓放下，如此反复做15次。然后叩齿、漱津，方法同前。

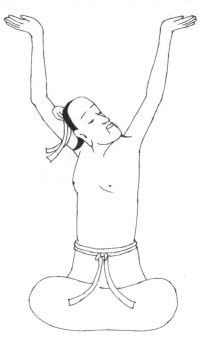

霜降九月中坐功图

功法：每天1：00-5：00，向前伸腿而坐，两手分别向前盘住左、右足底，膝关节弯曲。然后足向前蹬，手向后扳，力争数秒钟，屈膝，两臂随之弯曲，如此反复做35次。然后叩齿、漱津、吐纳，收功，方法同前。

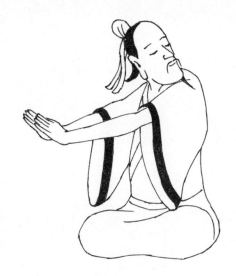

立冬十月节坐功图

功法：每天1：00-5：00，盘坐。两手由体侧提到胸前，手心朝上，两臂随后缓缓落下，头转向正前方，两手臂再重复上述动作，头转向左，动作相同，左右相反，各15次。然后叩齿、漱津、吐纳，方法同前。

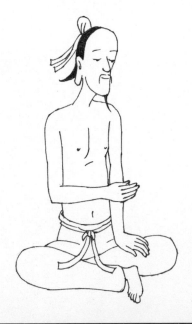

小雪十月中坐功图

功法：每天1：00-5：00，盘坐，左手按住膝部，手指朝外，右手挽住左肘关节，并用力向右拉，左肘用力向左相持数秒，左右各15次。然后叩齿、漱津、吐纳，方法同前。

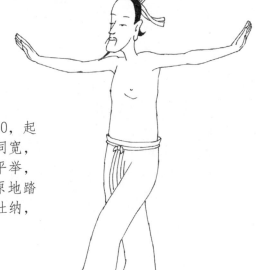

大雪十一月节行动图

功法：每天23：00-3：00，起身站立，两足左右分开约与肩同宽，膝关节稍曲，两臂伸直外展平举，手心朝外，指尖朝上，抬腿原地踏步走若干。然后叩齿、漱津、吐纳，方法同前。

冬至十一月中坐功图

功法：每天23：00-3：00，起身平坐，两腿前伸，左右分开，与肩同宽，两手半握拳，按在两膝上，使肘关节分别朝向左右斜前方，拳眼向腹，拳心朝外，上身前俯，极力以拳压膝；重心后移，用拳轻轻按膝，如此做15次。然后叩齿、漱津、吐纳，方法同前。

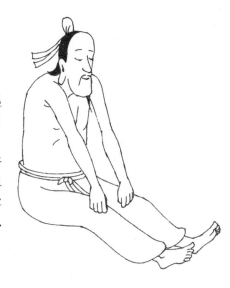

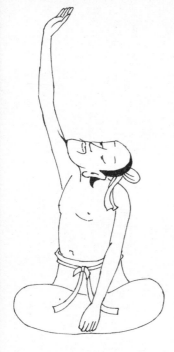

小寒十二月节坐功图

功法：每天 23：00-3：00，盘坐，右大腿压在左小腿上，右小腿稍向前放，左手掌按在右足掌内上方，右手极力向上托天，手心朝上，指尖朝右方向，转头目视上托之手。然后，左右手足交换，动作相同，左右各 15 次。最后叩齿、漱津、吐纳，方法同前。

大寒十二月中坐功图

功法：每天 23：00-3：00，单腿跪坐，即一腿前伸，另一腿跪在床上，前足掌着地，臀部坐在后足后跟上，上体后仰，以两臂分别在身后左右侧撑地，指尖朝向斜后方，身体重心后移，再前移。两腿互相交换进行，左右各 15 次。然后叩齿、漱津、吐纳，方法同前。

瑜伽拉筋十二式（按子午流注顺序）

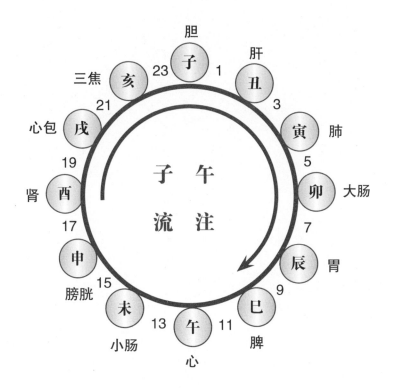

1. 每个套路共十二个环节，与十二经筋（十二经脉）分别对应。
2. 依照十二经脉首尾相连（子午流注）的顺序，安排体式的串联顺序。
3. 适当兼顾体式串联的流畅性需求。

瑜伽拉筋的原理与功效

　　中华养生"筋"，指肌肉、肌腱、关节韧带的总称。大致沿十二经脉循行路径分布的各筋组合体，称为"经筋"。

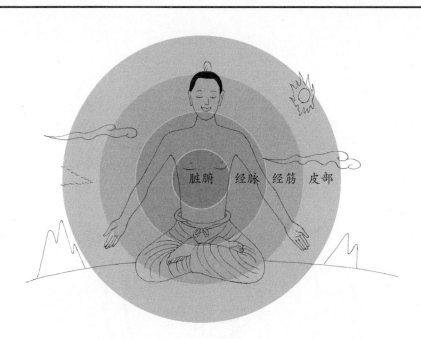

脏腑　经脉　经筋　皮部

　　十二经筋介于外层十二皮部与里层十二经脉之间，对外承受皮部导入的风寒湿诸邪，对内影响十二经脉的畅滞，间接影响五脏六腑的强弱。

　　现代医学研究表明：导致十二经脉阻滞的"横络"多出在经筋层的肌腱处，而肌腱上的障碍（痛结、扳机点、横络），多由于相关肌肉紧张或筋缩形成的持续肌张力而引起。

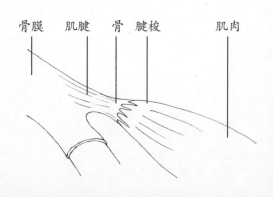

骨膜　肌腱　骨　腱梭　　肌肉

瑜伽是最好的静态拉伸运动。同时多种瑜伽本式的配合，可以沿经筋路径，精准、深入拉伸相关肌肉，不仅能有效消除经筋上的"横络"，恢复相应经脉的顺畅，还能促进血气循行，提升经脉的活力，强化五脏六腑。

1. 从礼敬式开始，顺时针循图对照练习，顺序不可随意改变。

2. 早晨太阳升起至晚9时之前练习较宜。

3. 常规练习每次3~6遍；每日早晚各1次；每周3~7天。特殊人群调理需要，可酌情增减。

4. 每个体式练习时须配合缓慢呼吸，可分步渐次延展到位。

5. 每次延展到极限时，均保持三组缓慢呼吸（约10秒）。

6. 有些体式分左右的，同时做两边练习（左右顺序见分解说明）。

7. 练习拉筋要结合自身的身体素质，不必过度强调体式串联的流畅性。

8. 练习之前大致了解十二经筋的循行部位，拉伸时配合意念观想，功效更佳。

9. 练习之前先静立调息，身心放松后开始练习。

练习之后最好配合静坐放松10分钟；若能配合练习"瑜伽吐纳导引术"（上下气交合导引），效果更好。

第一式：礼敬式，起式

礼敬式可给人体包括大脑充氧，帮助人们从沉沉睡意或慵懒的状态中清醒过来，可以放松并兴奋身体各部。可用作唤醒身体或做瑜伽之前的热身动作。

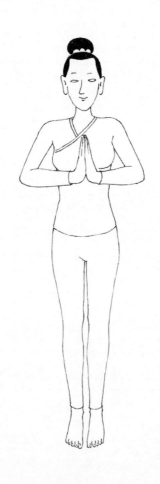

站姿，双脚并拢，双手于胸前合十，两手臂成一线，骨盆端正，脊柱上挺，缓慢呼吸，目视前方，意念专注。

第二式：风吹树式，导引足少阳胆经

风吹树式为模仿植物的体式，看上去像树被风吹拂。本体式能有效改善体态，舒展身心。

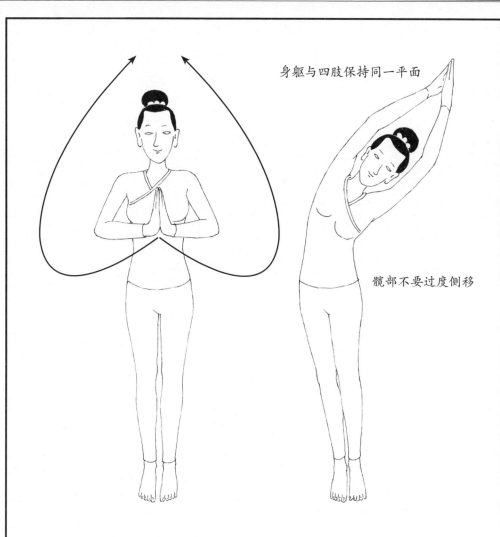

身躯与四肢保持同一平面

髋部不要过度侧移

1.接上式，保持原位站姿，双手自体侧上举至头顶合掌。

2.吸气时向上延伸脊柱，呼气时双臂带动身体向左侧弯，身躯与四肢尽量在同一平面，保持三组以上呼吸时长。

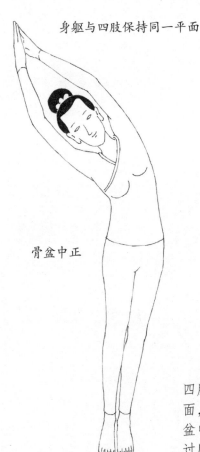

身躯与四肢保持同一平面

骨盆中正

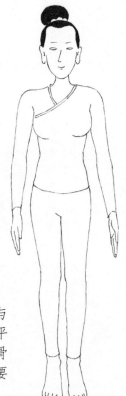

要领：身躯与四肢保持在同一平面，侧弯时保持骨盆中正，髋部不要过度侧移。

3.吸气时回正，转另一侧练习，方法同上。
4.结束后回到基本站姿，双手自然垂于体侧。

第三式：战士二式，导引足厥阴肝经

战士二式（Virabhadrasana II）：Virabhadra意思是"战士"，湿婆神的一个化身，sana的意思是"体式"，因此这个体式叫战士二式，这是一种基本的打开髋关节的不对称站姿，是一个力量与平衡兼济的姿势。

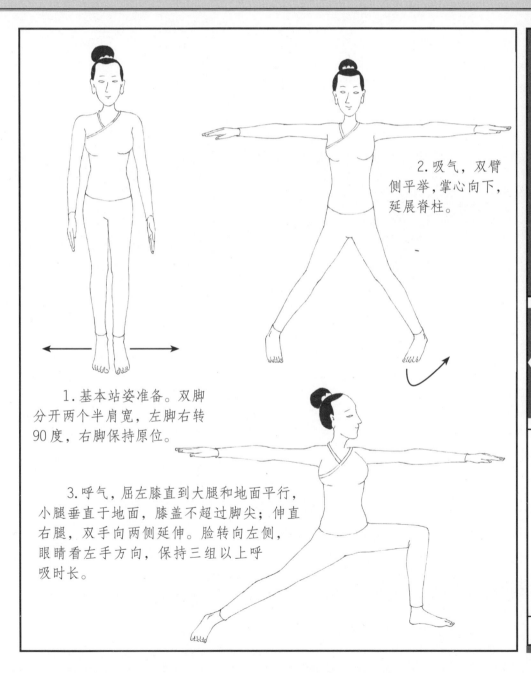

2.吸气，双臂侧平举，掌心向下，延展脊柱。

1.基本站姿准备。双脚分开两个半肩宽，左脚右转90度，右脚保持原位。

3.呼气，屈左膝直到大腿和地面平行，小腿垂直于地面，膝盖不超过脚尖；伸直右腿，双手向两侧延伸。脸转向左侧，眼睛看左手方向，保持三组以上呼吸时长。

通过练习这个体式，可使腿部肌肉更为匀称、强健。同时它也可缓解小腿和大腿肌肉痉挛，增强腿部和背部肌肉弹性，加强腹部器官。

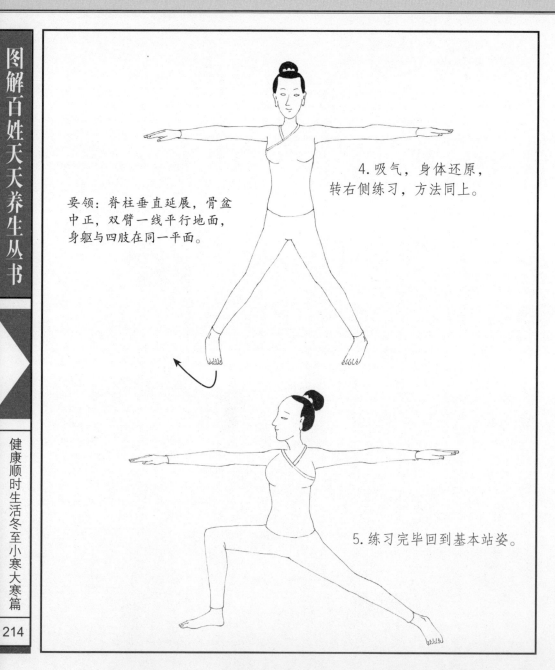

要领：脊柱垂直延展，骨盆中正，双臂一线平行地面，身躯与四肢在同一平面。

4.吸气，身体还原，转右侧练习，方法同上。

5.练习完毕回到基本站姿。

第四式：展臂式，导引手太阴肺经

　　展臂式是后屈体式。在做后屈体式时，不要在脊柱没有伸展的情况下过度突出后仰，头部的过度后仰，不仅会给腰部额外增加负担，而且也会造成呼吸的困难。

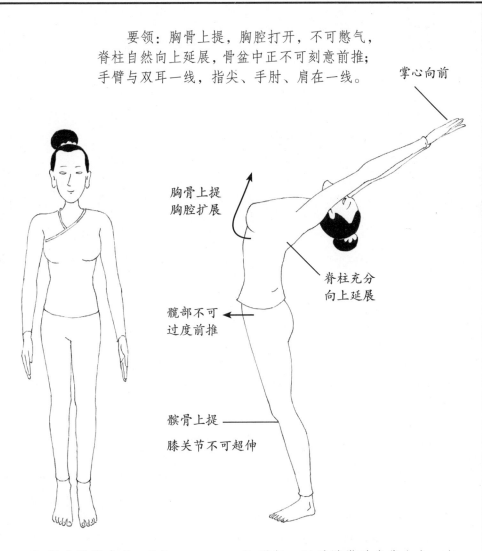

要领：胸骨上提，胸腔打开，不可憋气，脊柱自然向上延展，骨盆中正不可刻意前推；手臂与双耳一线，指尖、手肘、肩在一线。

掌心向前

胸骨上提
胸腔扩展

脊柱充分
向上延展

髋部不可
过度前推

髌骨上提

膝关节不可超伸

　　1.基本站姿准备。吸气，双手上举至头顶，掌心向前，胸骨上提、打开胸腔。

　　2.呼气，以手臂带动肩背向上、向后伸展，达到能力所限时保持三组以上呼吸时长。然后身体回正基本站姿。

第五式：直角转动式，导引手阳明大肠经

改善消化，加强脊神经，能最大限度地舒展身体，让人体吸入更多氧气，增加血液中氧含量，解除乏困。

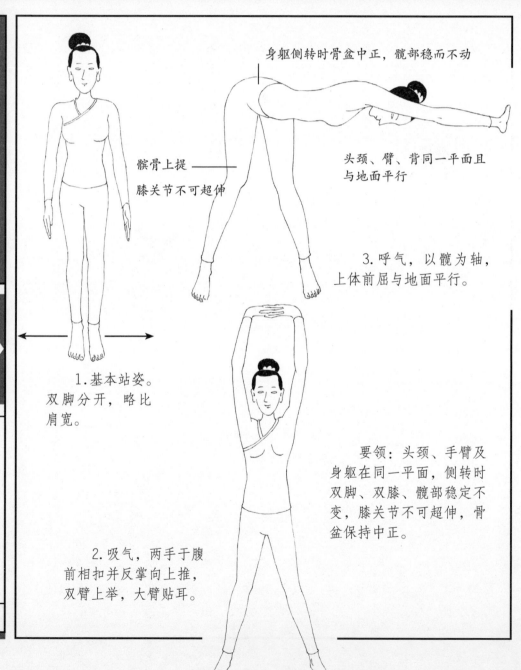

身躯侧转时骨盆中正，髋部稳而不动

髌骨上提——
膝关节不可超伸

头颈、臂、背同一平面且与地面平行

3. 呼气，以髋为轴，上体前屈与地面平行。

1. 基本站姿。双脚分开，略比肩宽。

2. 吸气，两手于腹前相扣并反掌向上推，双臂上举，大臂贴耳。

要领：头颈、手臂及身躯在同一平面，侧转时双脚、双膝、髋部稳定不变，膝关节不可超伸，骨盆保持中正。

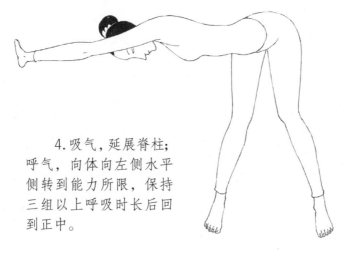

4.吸气,延展脊柱;呼气,向体向左侧水平侧转到能力所限,保持三组以上呼吸时长后回到正中。

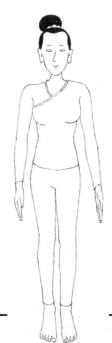

5.呼气,身躯转向右侧,保持三组以上呼吸时长后回到正中。手臂带动身躯直立,打开双手回到基本站姿。

第六式：战士一式，导引足阳明胃经

战士一式，减少腹部、腰两侧多余脂肪。扩张胸部，伸展颈部，延缓衰老。增强人的平衡感及集中注意力的能力，消除下背部及肩部的肌肉紧张。纠正骨盆前倾。

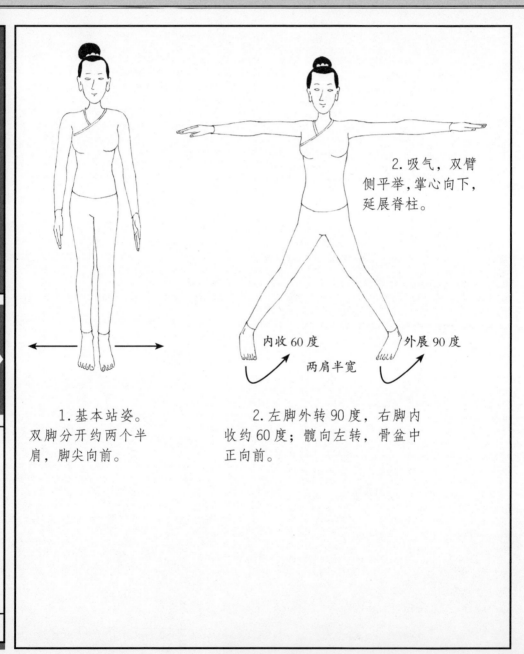

1. 基本站姿。双脚分开约两个半肩，脚尖向前。

2. 吸气，双臂侧平举，掌心向下，延展脊柱。

内收60度　　外展90度

两肩半宽

2. 左脚外转90度，右脚内收约60度；髋向左转，骨盆中正向前。

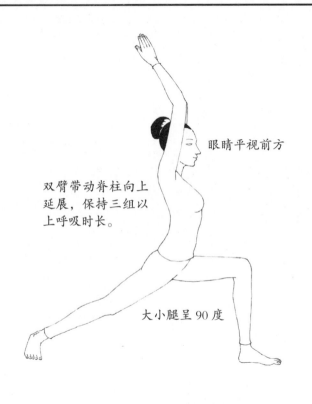

眼睛平视前方

双臂带动脊柱向上延展，保持三组以上呼吸时长。

大小腿呈 90 度

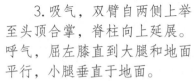

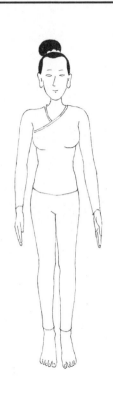

3.吸气，双臂自两侧上举至头顶合掌，脊柱向上延展。呼气，屈左膝直到大腿和地面平行，小腿垂直于地面。

4.吸气，身体还原到第一步，转右侧练习。

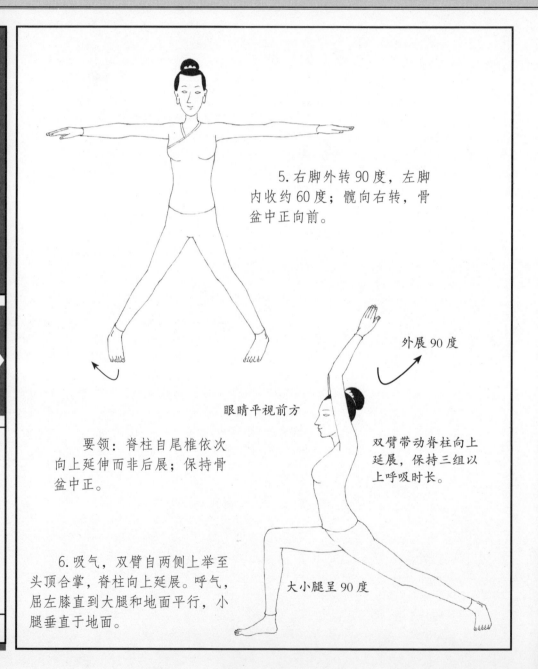

5.右脚外转90度，左脚内收约60度；髋向右转，骨盆中正向前。

外展90度

眼睛平视前方

双臂带动脊柱向上延展，保持三组以上呼吸时长。

要领：脊柱自尾椎依次向上延伸而非后展；保持骨盆中正。

6.吸气，双臂自两侧上举至头顶合掌，脊柱向上延展。呼气，屈左膝直到大腿和地面平行，小腿垂直于地面。

大小腿呈90度

第七式：三角伸展式，导引足太阴脾经

三角伸展式，可增强腿部肌肉，去除腿部和臀部僵硬，纠正腿部畸形，使腿部能均匀地发展。同时还能缓解背部疼痛以及颈部扭伤，增强脚踝，强健胸部。

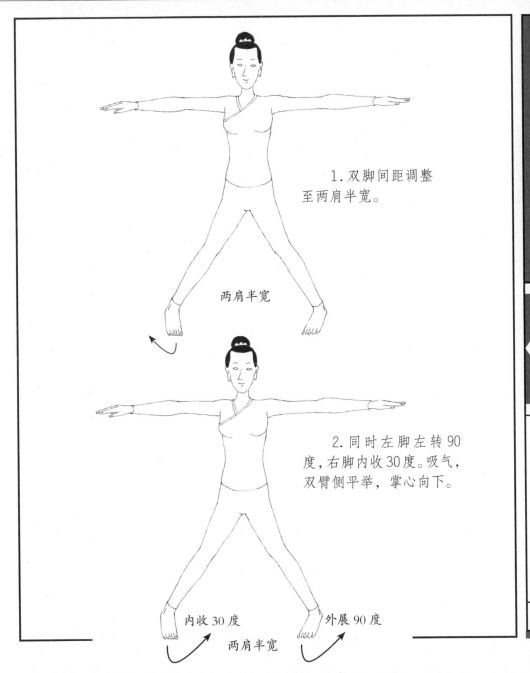

1. 双脚间距调整至两肩半宽。

两肩半宽

2. 同时左脚左转90度，右脚内收30度。吸气，双臂侧平举，掌心向下。

内收30度　　外展90度

两肩半宽

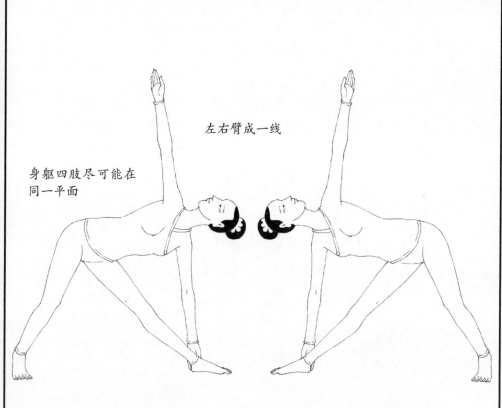

左右臂成一线

身躯四肢尽可能在
同一平面

3.呼气,躯干向左侧延伸,左手掌放于左脚背或左脚外侧地面,右臂上举,两臂形成一线垂直于地面,目视上方,保持三组以上呼吸时长。

4.吸气,回正,转右侧练习。结束后恢复基本站姿。

第八式：幻椅式，导引手少阴心经、手太阳小肠经

　　幻椅式，可以强壮背部和双腿。瑜伽体式之一，练习者像坐在椅子上，因此而得名。

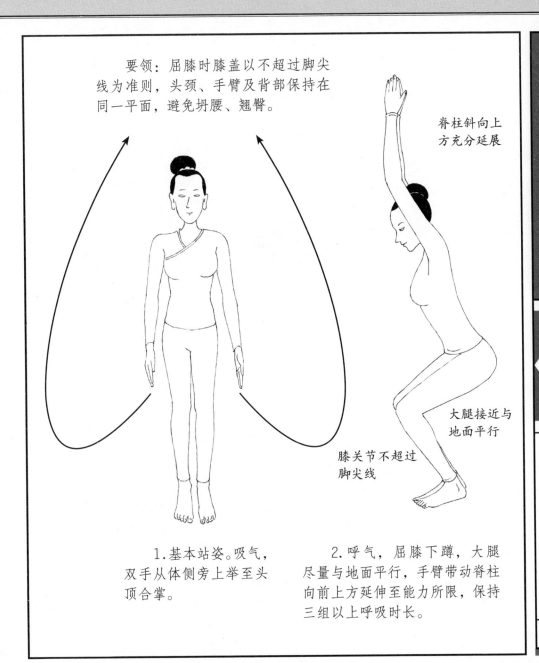

要领：屈膝时膝盖以不超过脚尖线为准则，头颈、手臂及背部保持在同一平面，避免坍腰、翘臀。

脊柱斜向上方充分延展

大腿接近与地面平行

膝关节不超过脚尖线

1. 基本站姿。吸气，双手从体侧旁上举至头顶合掌。

2. 呼气，屈膝下蹲，大腿尽量与地面平行，手臂带动脊柱向前上方延伸至能力所限，保持三组以上呼吸时长。

第九式：增延脊柱伸展式，导引足太阳膀胱经

增延脊柱伸展式，可以增强脊柱及全身的弹性，强五脏，对大脑和面部皮肤都有益，还可以降低心率，平和心情，清理、净化脊柱神经和大脑。

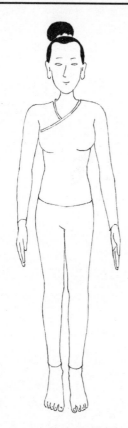

要领：充分延展脊柱，避免拱背或坍腰翘臀；膝关节不可超伸，头颈不可过度后仰。

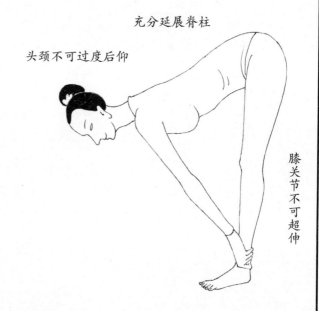

充分延展脊柱

头颈不可过度后仰

膝关节不可超伸

1.基本站姿。双脚分开，略比肩宽。

2.吸气，双臂自体侧上举过头，掌心向前，大臂贴耳，向上延伸脊柱。

3.呼气，直背以髋为轴前屈，双手握脚踝，头颈带动脊柱向前方延展到能力所限，保持三组以上呼吸时长。

第十式：半三角扭转，导引足少阴肾经

半三角扭转，可加强大腿、小腿的肌肉以及腿部筋腱，增加脊柱下部的血液循环，因此脊椎骨和背部肌肉得到很好的锻炼，胸部也得到完全的伸展。

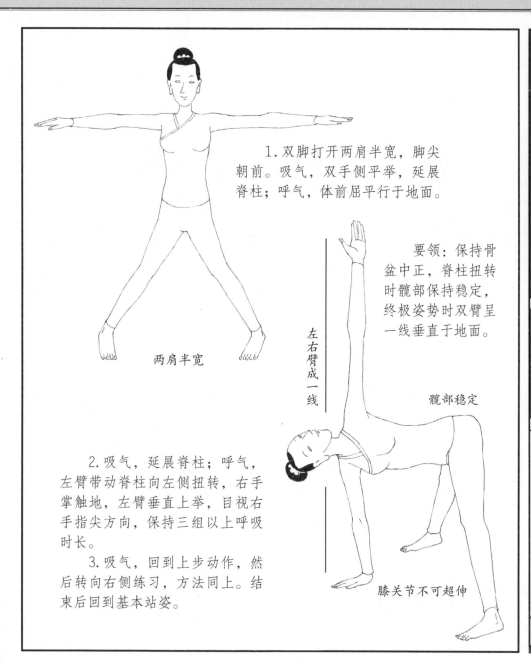

1.双脚打开两肩半宽，脚尖朝前。吸气，双手侧平举，延展脊柱；呼气，体前屈平行于地面。

两肩半宽

要领：保持骨盆中正，脊柱扭转时髋部保持稳定，终极姿势时双臂呈一线垂直于地面。

左右臂成一线

髋部稳定

2.吸气，延展脊柱；呼气，左臂带动脊柱向左侧扭转，右手掌触地，左臂垂直上举，目视右手指尖方向，保持三组以上呼吸时长。

3.吸气，回到上步动作，然后转向右侧练习，方法同上。结束后回到基本站姿。

膝关节不可超伸

第十一式：摩天式，导引手厥阴心包经、手少阳三焦经

摩天式，可以促进肩颈的血液循环，紧实手臂肌肉，增强脚踝的力量，同时可以提升平衡力。

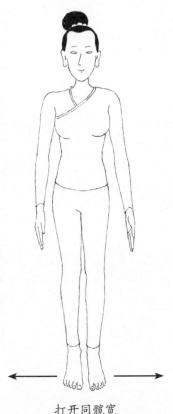

要领：双膝伸直不可过伸，脊柱直立伸展，身躯与四肢保持在同一平面。

打开同髋宽

1. 基本站姿，双脚分开与髋同宽。

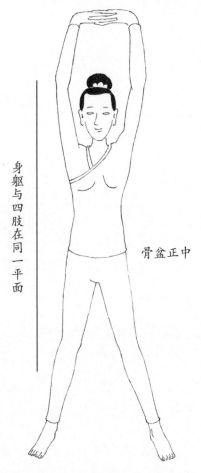

手臂带动脊柱向上充分延展

身躯与四肢在同一平面

骨盆正中

2. 双手十指交叉、反掌向外，伸直手臂。吸气，双臂抬至头顶紧贴双耳，以手臂带动脊柱向上延展；同时上提脚跟，保持稳定。

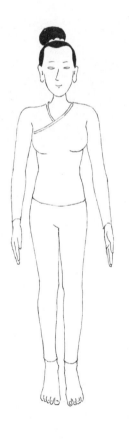

落下脚跟，双手回
落体侧，恢复基本站姿。

图解百姓天天养生丛书

健康顺时生活冬至小寒大寒篇

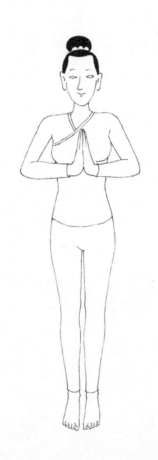

双脚并拢，双手胸前合十、小臂成一线，骨盆端正，脊柱上延，缓慢调息，准备下一轮练习，或静坐放松。